医者が教える
女体大全

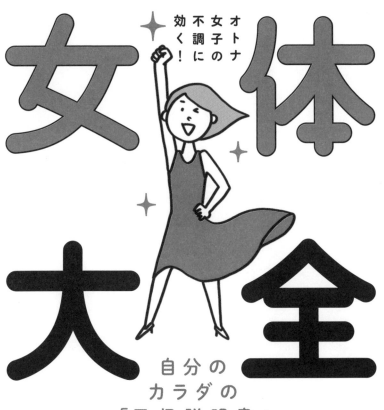

オトナ女子の不調に効く!

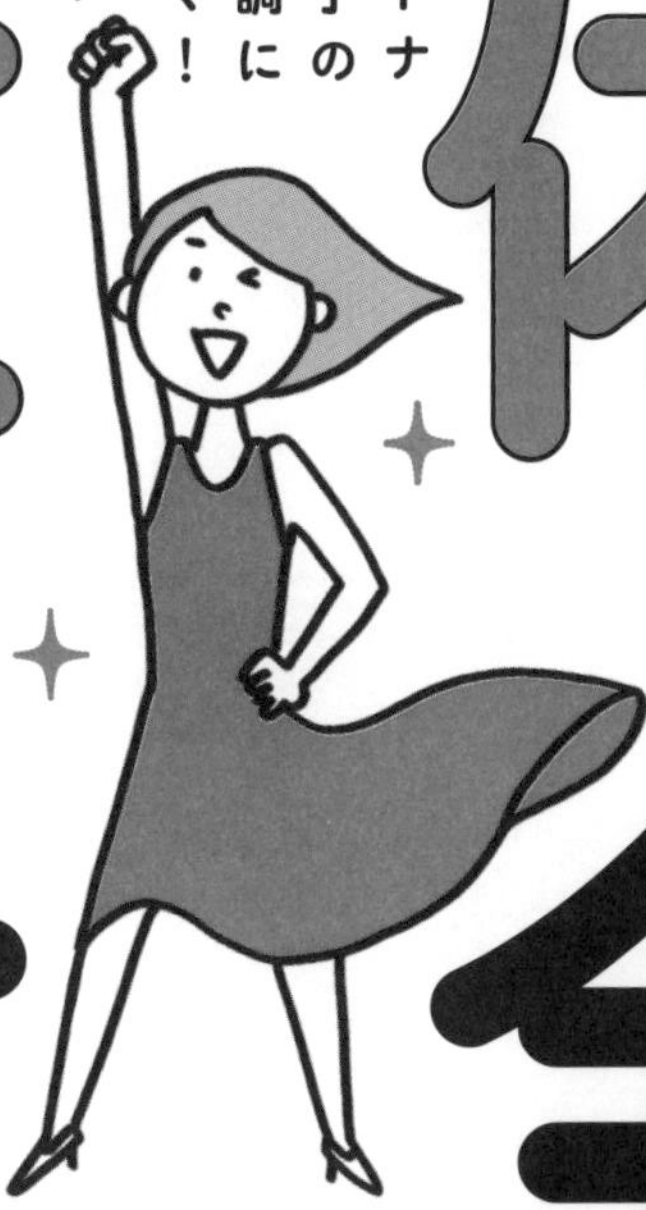

自分のカラダの「取扱説明書」

宋美玄

ダイヤモンド社

はじめに

自分自身の身体が好き――そういい切れる女性はどのくらいいるでしょう？

女性の身体には、女性にしかない器官があり、女性にしか起きない現象があります。

生理や妊娠、出産がそれに当たります。命を育《はぐく》んで産み出すのはすばらしいことだけど、毎月の生理は痛い、面倒くさい、つらい。生理前に心身に不調が出るPMS（Pre Menstrual Syndrome＝月経前症候群）も厄介です。なんで女性だけこんな思いをしなきゃならないんだろう……。

不調があっても、どうすればいいのかわからない。気になることがあっても、誰に聞いていいのかわからない。そんな「女性の身体の、わからないこと」を1冊にまとめたのがこの本です。

私は2017年、東京駅の近くに「丸の内の森レディースクリニック」を開業しました。すべてのライフステージの女性がセルフケア感覚で通える「かかりつけ医」になりたい、そう思ってのことです。

20～40代は女性にとってのさまざまなライフイベントが起きる、忙しくも充実した時期です。仕事や結婚、子どもの有無については多様な生き方がありますが、この時期の女性の身体は常に妊娠、出産に備えて機能しています。具体的には女性ホルモンが作用し、排卵し、生理を起こしています。それにともなって不調が出ることもあります。そうした悩みをもつ女性が、日々クリニックを受診しています。

これまで勤めてきた病院などでも、たくさんの女性たちとお話してきましたが、いまのクリニックはオフィスビル内にあるため、受診している大半は働く女性。通勤の前後やお仕事の合間に通われている方が多いです。そのリアルな声に日々耳を傾けていると、次のようなお悩みが出てきます。

・つらい生理痛をなんとかしたい。
・毎月のPMSに振り回されたくない。
・遠くない将来に妊娠を考えている。

さまざまな思いはあっても、正しい対処法にたどり着いていない現実があると実感します。知識がないという意味ではありません。自分の身体のことですから真面目な人ほど熱心に調べます。雑誌やネットにはたくさんの情報があり、次々と目新しいものも出てくるので、いくら調べてもキリがありません。正直、私もなかなか追いきれません。

しかし、それらが正しい情報とはかぎりません。医学の基本的な知識がない人が取材もせずに書いているものもあります。医師が監修していても油断はできません。残念なことに、メディアからの期待に応えようとしたのか注目されたいのか、事実と違うことを発信する医療関係者もいます。

読者のみなさんがそれを見極めるのはむずかしいと思います。けれど、信じて困るのは自分自身です。実践しても痛みや不調が治まらないどころか、その原因として病気がある場合、時間が経つほど進行してしまうかもしれません。妊娠しない本当の原因が、いつまで経ってもわからないかもしれません。

婦人科の女性医師として、クリニックに来てくれた女性だけでなく、世の中の悩める女性を、ひとりでも多く救いたい。そこで女性の身体について、**いまの医学でわかっている「ほんとうのこと」**だけを書こうと思いました。

クリニックで女性たちにこれまでどうやって対処してきたかを尋ねるとこんな答えが返ってくることがあります。

「子宮をあたためればよくなると書いてあった」

「この食材を食べれば妊娠しやすくなると読んだ」……。

ちまたにはこんなにたくさんの間違った情報があるのか！　と驚いています。

「よくいわれている方法ですけど、まったく根拠がないんですよ」

と私が「ほんとうのこと」を伝えたときの、女性たちの落胆した顔。当然ですよね、いままで努力してきたことが徒労でしかなかったとわかれば、平静でいられません。

本書では、私の耳に入ってきている、間違った情報も踏まえて書いています。今日からぜひ、そうした間違った情報をアンインストールし、正しい知識をインストールしてください。

また、私がクリニックを開業したときに掲げたもうひとつの目標に、「女性の主体的なリプロダクティブヘルス・ライツを守りたい」というものがあります。「リプロダクティブヘルス・ライツ」とは「性と生殖に関する健康・権利」のこと。女性の身体は生殖ができるように作られています。それは誰もが生殖をしなければならないという意味ではなく、子どもを産む、産まない、いつ産む、何人産むなど**妊娠出産に関することはすべて、誰からの干渉もなく女性自身が決めていい**という意味です。

そして、**女性の健康を管理するのはほかならぬ自分自身**であるということでもあります。たしかに女性の身体は面倒なことも多いです。しかしそれを解消する手立てはあります。もう間違った情報や、「女性の身体はこうあるべき」といった押し付けに惑わされたりしなくていいのです。

選ぶのは自分。守るのも自分。**みなさんの大切な身体のためにも、自身の身体の「取扱説明書」を自分で持っていてほしい**と思います。この本が、女性の身体を知って「自分自身の取扱説明書」を作るときに役立ってくれることを願います。

目次

Q. 妊娠しやすくなる食べ物、生活習慣、教えてください。…… 098

A. 妊活情報はデマが多いので振り回されないで！…… 099

- ▼妊娠しにくくなる病気がないか、婦人科で定期的に確認！
- ▼妊娠しやすくなる食品はありません。コーヒーも添加物も心配ナシ。
- ▼温活は、ほどほどに。過度にあたためず自分が快適と思う状態が一番です。
- ▼骨盤と子宮の関係、妊娠率に医学的な根拠はありません。

Q. 確実に妊娠するため排卵日を正確に知りたい！…… 104

A. ピンポイントで排卵日を狙うのはお勧めしません。…… 105

- ▼排卵日は病院で検査しても「だいたい」しかわからないものです。
- ▼排卵日セックスは、パートナーがプレッシャーに感じるので逆効果…。
- ▼たくさんセックスして、受精率UP！ パートナーシップも育みましょう。

Q. 見た目が若ければ40代でも妊娠は可能ですよね？…… 108

A. 卵子の年齢は外見とは無関係。妊娠率は下がります。…… 109

- ▼30代後半からはじまる、卵子の老化。40代の出産率は、大幅に下がります。
- ▼30代半ばなら、先延ばしにせず具体的なライフプランを。
- ▼高齢出産で障害児が生まれる心配は、確率を知ったうえで判断して。

Q. 最終的には不妊治療すれば授かりますよね？…… 116

A. 不妊治療は必ず妊娠すると保証するものではありません。…… 117

▼Iライン0ラインを脱毛すると快適！　ワックスやレーザーできれいになります。

Q. ちゃんと洗っているのに、不快感がなくならない…？ 174
A. 刺激の強いソープだと、逆効果になることもあります。 175
▼性器の洗い方を習ったことがある女性は意外に少ないです。
▼ボディソープで洗うと粘膜とpH値が合わず、かゆみや不快感の原因に。
▼デリケートゾーン専用ソープを使い、洗ったあとは、保湿もしっかり！

Q. 締まりが悪い…。膣トレをしたほうがいいんでしょうか？ 180
A. 膣トレは締まりのためではなく、健康のためにオススメ。 181
▼膣がゆるいというのは女性側より男性の感覚の問題だと思われます。
▼膣トレとは、膣ではなく骨盤の底にある筋肉群を鍛えること。
▼産後、更年期以降に多い、尿もれ、尿失禁の改善に効果大。

Q. セックスで痛い。気持ちよくなれないのは、私の問題？ 186
A. 性交痛の原因には病気の可能性も。ひとりで悩まないで。 187
▼子宮内膜症の症状として性交痛が出ることもあります。
▼濡れなくなると、摩擦で痛みが出ます。潤滑剤を取り入れてみましょう。
▼コミュニケーション不足も痛みの原因に。相手の触れ方などに問題があることも。

Q. おりものって何？　下着が汚れるし、いらないけど…。 192
A. 膣内を清潔に保つための分泌液です。 193

＊商品紹介の価格は税込み、キャプションの最後のアルファベットはメーカーの合番です。
各メーカー名と問い合せ先は、205ページにあります。なお、すべての情報は2020年7月現在のものです。

Chapter

1

生理

のほんとう

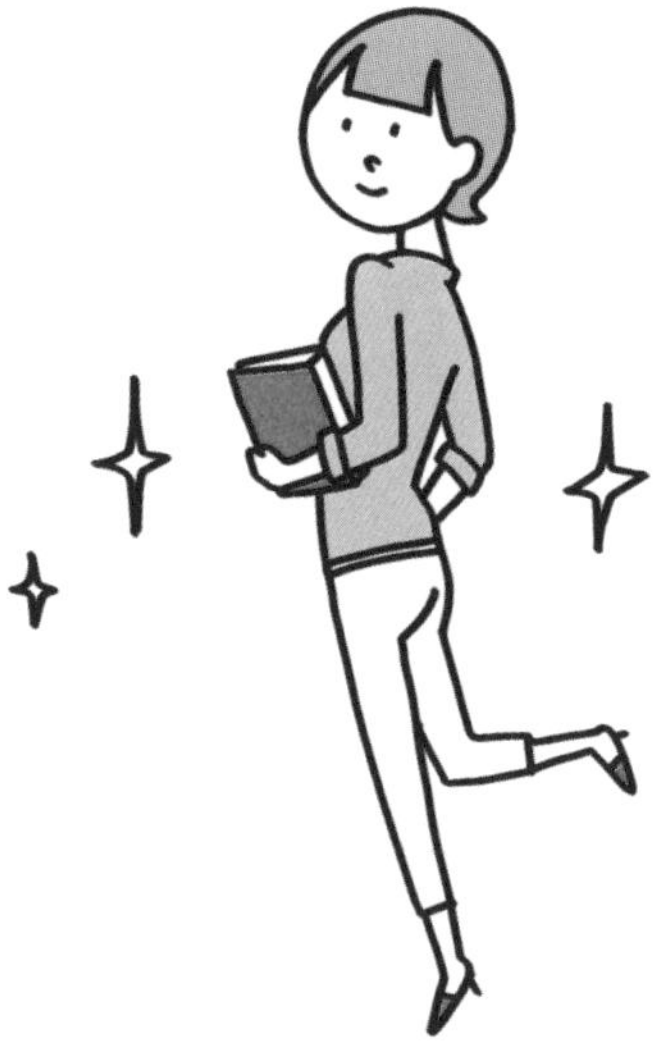

痛みも不快も我慢しなくていい

生理ってめんどくさい。
でも、女性の身体には必要なもの。
だから、我慢するしかない。
多くの女性はそう聞かされてきました。
けれどもそれは、本当でしょうか?
しなくていい我慢をすることに、あなたの
人生の大事な時間を費やしてはいませんか?
生理がなぜあるのか、それによってなぜ
調子が悪くなったり痛くなったりするのか。
理解できれば、
「我慢しなくていい」と納得できるはず。
趣味をあきらめて寝込んでいた時間を、
つらい身体をひきずって
仕事するしかなかった時間を、なくすために。
「生理のほんとう」を知ってください。

Q. 生理痛 月経困難症 QOL

生理痛は、陣痛の練習だから我慢すべき？

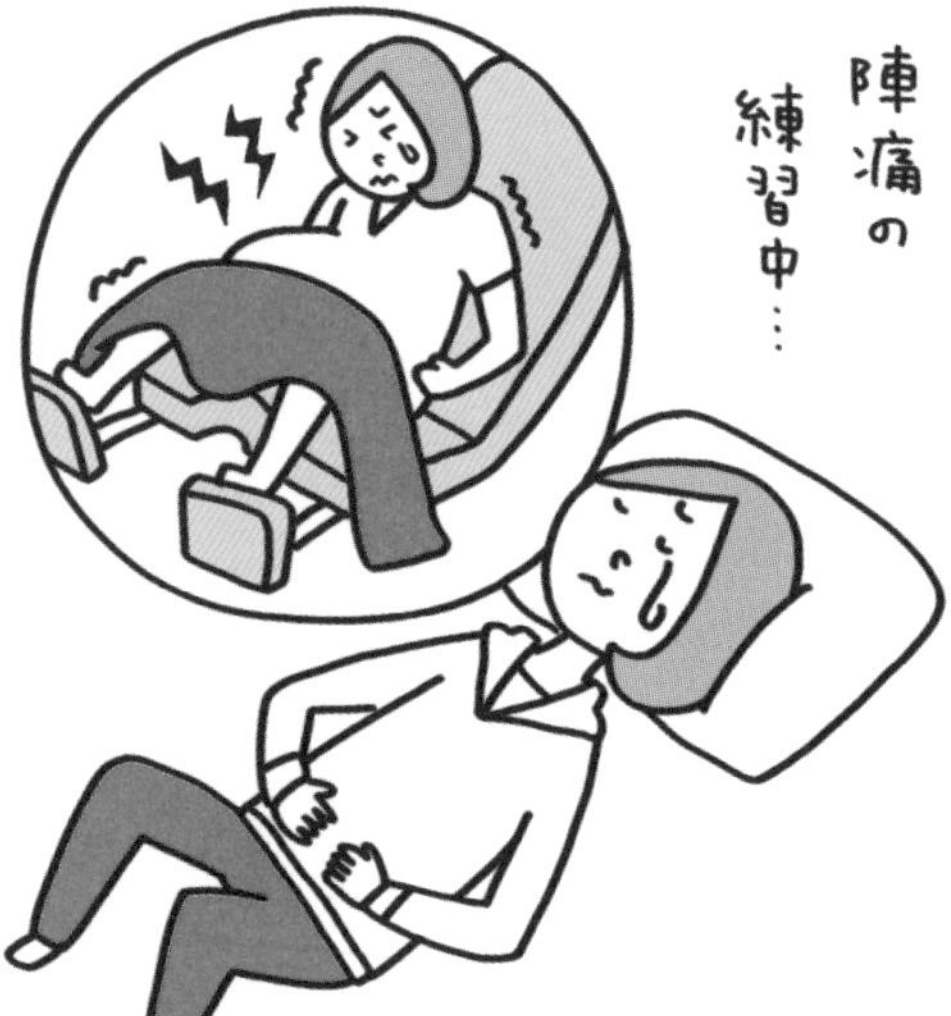

A.

我慢しても
メリットは
まったくありません。

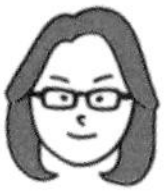

生理痛と陣痛はまったく関係ナシ！
痛みを我慢する意味はありません。

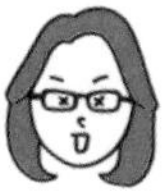

日本人女性の約7割にとって
生理は「痛い、つらい、面倒」なもの。

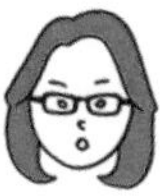

つらい生理は、女性の
「生き方、働き方」にも影響します。

生理が「つらい」を当たり前と思わない

みなさんは生理中をどんなふうに感じて、過ごしていますか？　生理痛はあるのが当たり前、なかには下腹部の痛みを陣痛の練習だと信じてその痛みにじっと耐えている人もいるようです。ほかにも腰痛、頭痛、吐き気、下痢、貧血、お腹の張り、気分の落ち込み、疲労感、脱力感、食欲不振、イライラ……さまざまな不調に悩む人は少なくありません。

「月のうち何日もこんなにつらいなんて、女性って損ですね」

これが毎月くり返されるのですから、そうため息をつく気持ちは私もよくわかります。左ページの図を見てもわかるとおり、生理がある20～39歳の女性のうち約7割が「月経開始前や月経期間中に何らかの影響を受ける」と答えています。これは私のクリニックに来る女性たちを見ていても、リアルな数字だと思います。日本では「生理はつらい・面倒」なのがマジョリティ、という感覚はみなさんにもあるのではないでしょうか。それなのに仕事も家事も休めない……という状況は問題です。

「でも、みんな生理がつらいんだったら、そっちが〝普通〟なんじゃない？」

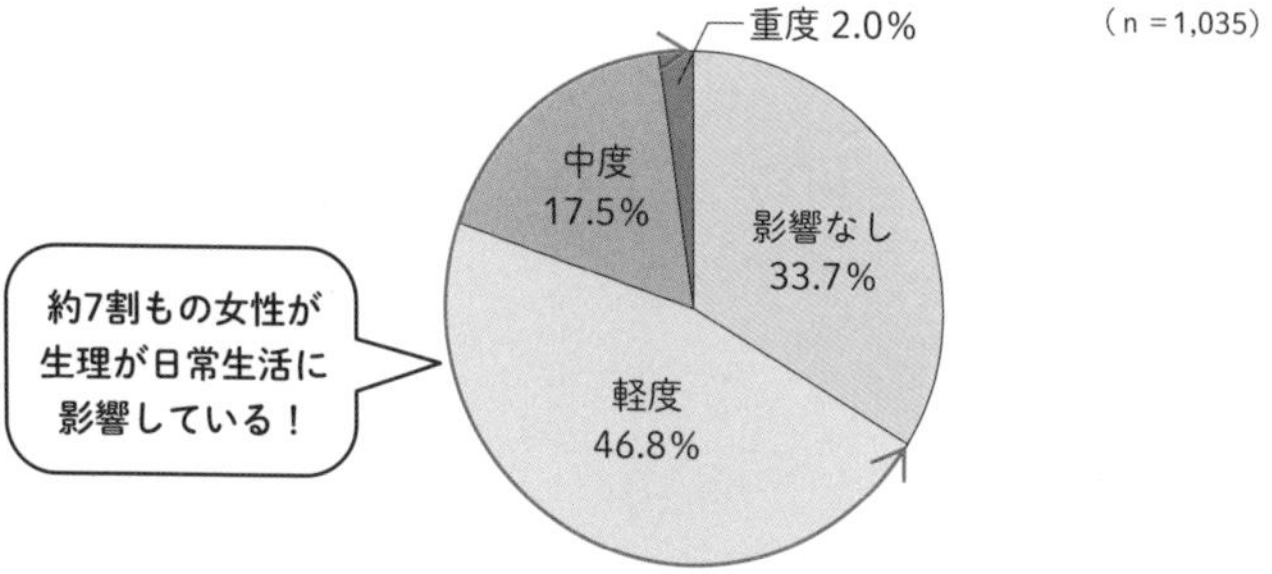

- 重度：1日中寝込み、仕事（勉強・家事）ができない
- 中度：横になって休息したくなるほど仕事（勉強・家事）への支障をきたす
- 軽度：仕事（勉強・家事）に若干の支障がある
- 影響なし：症状はない、あっても日常の生活に全く支障はない

出典：バイエル薬品「子宮内膜症および月経マネジメントに関する意識・実態調査」

月経の日常生活への影響度

と思われるかもしれませんね。私は、こんなにたくさんの女性がつらさを受け入れつづけていること自体が〝普通〟ではないと考えています。

生理にともなう痛みや不調をまとめて「月経困難症」といいます。生理痛や、生理のときの経血が多すぎる「過多月経」が代表的な症状ですが、**これらはすべて治療の対象**になります。病気のサインである可能性があるからですが、つらさによってＱＯＬ（Quality of Life＝生活の質）は確実に下がりますから、これ自体を病気ととらえ、早めに対処したほうがいいという考えです。みなさんが「損だ」と思っているその感覚は間違っていませんし、私たちはこれ以上損をしなくていいのです。

生理は「女の証《あかし》」「デトックス」「陣痛の練習」じゃない！

婦人科系疾患を抱える働く女性による、年間の医療費支出と生産性損失の合計が6兆円を超えるという試算があります。[*1] 女性が社会に損失をもたらしているように聞こえるかもしれませんが、そうではありません。つらい生理を何もせず耐えているうちに病気が重症化すればそれだけ医療費がかさみますし、具合が悪いまま仕事をすれば誰だってパフォーマンスは低下するということです。

これは女性が働く現場にとってもデメリットでしかありません。生産性を上げるために生理を軽くすべきという意味ではなく、女性が生涯働くことが当たり前になっている現在、それを阻《はば》む月経困難症という要素があり、さらにはその要素をなくせる手段があるのですから、それは社会をあげて取り組むべき課題のひとつです。

そこでまずは、多くの女性たちが共有している**「生理はつらいのが普通」という思い込みをなんとかしたい！**と私は考えています。

生理を「女の証」「デトックス」、痛みを「陣痛の練習」というように、〝何か意味のあること〟だと思いたい人は少なくないようです。そう信じることで、つらい数日を乗り越えようとしているのですね。女の証と思うのは個人の自由ですが、悪いものを出しているわけではないのでデトックスではありません。まして**生理痛と陣痛はまったく無関係**で、それまで生理痛で悩んだ経験がほとんどない人が、陣痛もとても軽く無事に元気な赤ちゃんを出産した例は数えきれないほどあります。脅《おど》すわけではないですが、その逆もしょっちゅうあります。

132ページ〜でくわしくお話しますが、**生理のたびに下腹部が痛いのは子宮内膜症という病気のサインかもしれない**のです。この病気が原因で不妊になることはめずらしくありません。

陣痛の練習のつもりで生理痛を我慢していたら、赤ちゃんができにくくなっていた……そんな悲しい思いを、私は誰にもしてほしくないです。

痛みを我慢することに意味はまったくありませんし、つらいなら生理そのものを止めていいのです。排卵と月経はそもそも生殖（妊娠）のためにあるものです。ですから、妊娠を望んでいないときには身体にとって特にプラスになるものではありません。次のページからさらに詳しくお話していきましょう。

Q. 布ナプキン 温活 鎮痛剤

生理痛って子宮をあたためると軽くなる？

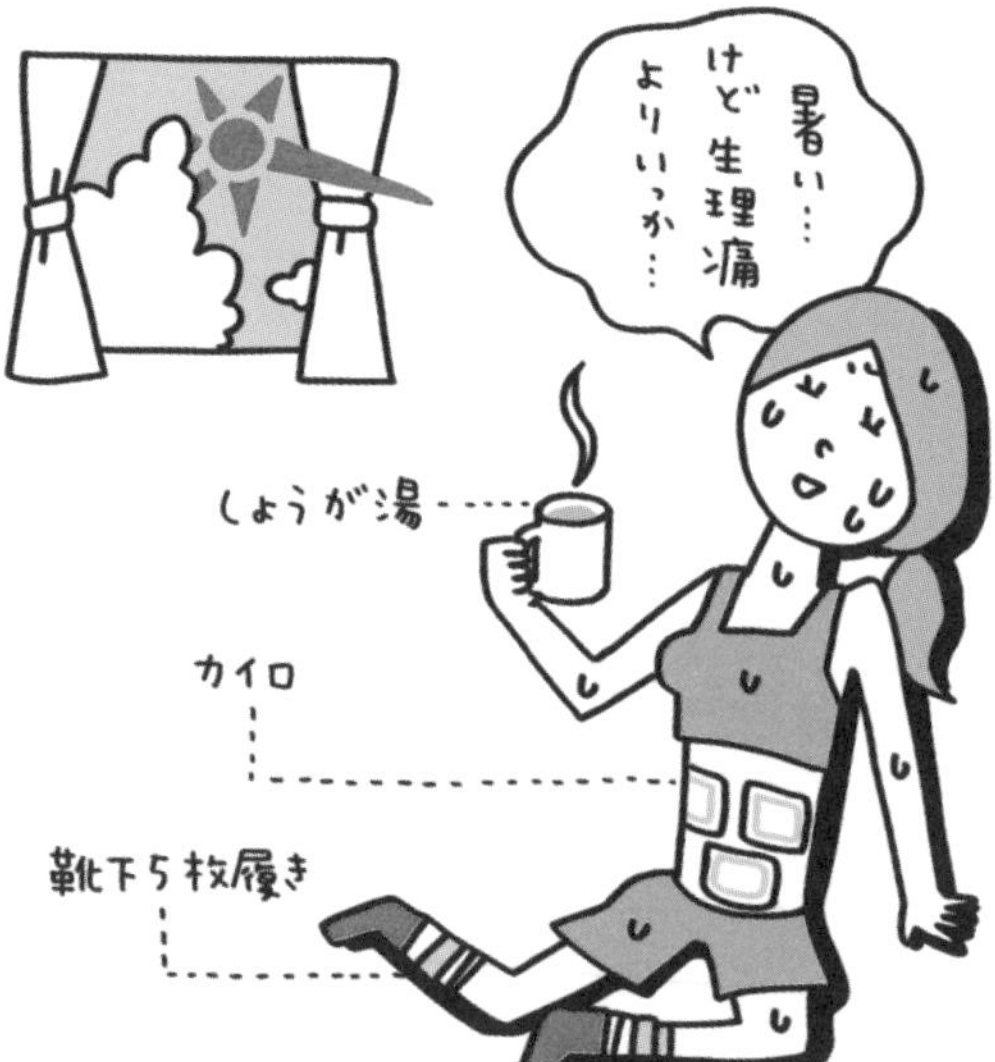

A.

温活で痛みを少し緩和できても、根本的解決にはなりません。

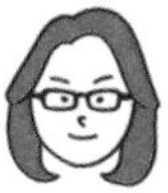

子宮は人体でもっとも冷えにくい場所にあるので、そもそも冷えません。

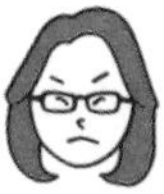

痛いときの温活は気持ちがやわらぐけど、普段から温活するのは無意味。

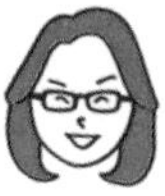

一番の生理痛対策は、「痛くなる前に」鎮痛剤を飲むこと!

「紙ナプキンは子宮を冷やす」はウソ

生理痛は、悩んでいる人が多いぶん対策も人それぞれ。生理は病気ではないという理由から、知恵と工夫でなんとかしようと心がけている女性が多いですね。「カイロであたためる」「靴下を重ね、下半身を冷やさない」「冷えに効くツボを押す」「コットン製の布ナプキンを使う」……。子宮、そして身体をあたためれば生理痛が治まるという考えは、とても一般的です。生姜《しょうが》が生理痛に効くという説もよく見かけます。子宮をあたためるという〝イメージ〟は、どこからきたのでしょう。そもそも臓器とは、冷えるものなのでしょうか？　答えは「ＮＯ」です。冷たいものを一気にたくさん飲むと胃が冷えたように感じることはありますが、これもほんの一時的なものです。ずっと冷えっぱなしということはありません。

そして**身体の構造でいうと、子宮はもっとも中心部にあります。**外気の影響を受けないうえに、周辺を太い血管が何本も通り、そこにはあたたかな血液が流れています。「心臓や肺の冷え」を心配したことがないのに、もっと中心にある子宮の冷えだけを心配するというのは、ちょっとおかしいですね。そもそも子宮の温度をはかること自体が不可能なのに、どうやって「冷えた」とわかるの……？

使い捨ての**紙ナプキンは子宮を冷やすという説を真に受けて布ナプキンを使って生理痛対策をするのも、残念ながら間違い**です。布ナプキンはたしかに、デリケートゾーンに触れた瞬間はあたたかく感じます。ですが、経血を吸収して濡れるとむしろデリケートゾーンを冷やします。コットンの衣類を着けて汗をかいたあと、急に冷えて身震いした経験はありませんか？　汗の水分が蒸発するとき、周囲から熱を吸収する「気化熱」現象が起きるためです。布ナプキンでは表面が常に湿っているので、同じことが起こります。紙ナプキンは内部の吸収体が経血を閉じ込めて逃しません。

生理痛でつらいとき下腹部や腰などをあたためると痛みがやわらぐことがありますが、それは冷えた子宮があたたまったからではありません。痛みの強さには個人差があり、それで対策できる人はいいでしょう。しかし、痛みが治まらない人がそれ以上あたためても何も解決しません。

では、生理痛をなんとかしたいときはどうすればいいのでしょう？　ピルなどで生理そのものを軽くしたり止めたりすれば、痛みは軽減しますが、それについては40ページ〜などで説明します。

とにかく、いますぐ痛みに対処したいときのベストアンサーは「鎮痛剤を飲む」です。しかもできれば**「痛くなるな」と思ったら飲む、**これが大事です。

まずは婦人科に行って、原因を探ろう

ここからは「なぜ鎮痛剤なのか」についてお話しますが、それにはまず、生理痛とは「血が出るから痛い」という単純なものではないと知ってください。

子宮では毎月、受精卵を受け止めるための子宮内膜が作られます。妊娠しないとその内膜はいらなくなるので、血液と一緒に体外に排出される――この現象が生理です。内膜が子宮からはがれるときに「プロスタグランジン」という物質が分泌されます。舌をかみそうな名前ですね。これが子宮を収縮させるので、痛みを感じます。

だったら、そのプロスタグランジンが出るのを止めてしまえばいいのでは？　そう思った方、正解です。鎮痛剤には、痛みのもととなる物質の生成をおさえる成分が含まれています。だからこそ、痛くなるのが分かっていたら、その前に飲むのです。「あ〜、痛くなってきた」と思ってから鎮痛剤に手を伸ばすのでは、すでにプロスタ

グランジンは分泌されています。**痛みを感じる時間はできるだけ短くしましょう。**

「鎮痛剤は身体によくない」「だんだん効かなくなる」と、親世代からいわれた人もいるでしょう。それらはすべて、間違いです。**医師や薬剤師の説明や市販薬の説明書などに書いてある範囲であれば、1日に何度飲んでも大丈夫**です。

薬局やドラッグストアでは、たくさんの種類の鎮痛剤が市販されています。けれど、**そこで鎮痛剤を手に入れるだけでなく、まずは婦人科で診てもらってください。**生理痛の裏にあるかもしれない病気の診断は、薬局ではできません。

痛みの原因がわかれば、病院で治療法をいろいろ提示してもらえますし、鎮痛剤も処方してもらえます。漢方薬を勧めてくれる医師もいるでしょう。最終的には医師の判断による処方になりますが、もし希望があれば最初に伝えておくといいと思います。

「生理痛ぐらいで病院って大げさなのでは？」という心配は無用です。生理痛は、子宮内膜症という病気のサインかもしれません。この病気が原因で不妊になることはめずらしくありませんし、何度も手術する人もいます。「たかが生理痛で来たの？」などという医師はいないので安心してください。

Q. 過多月経 骨盤底筋群 膣

昔の女性は経血をコントロールできたんですよね？

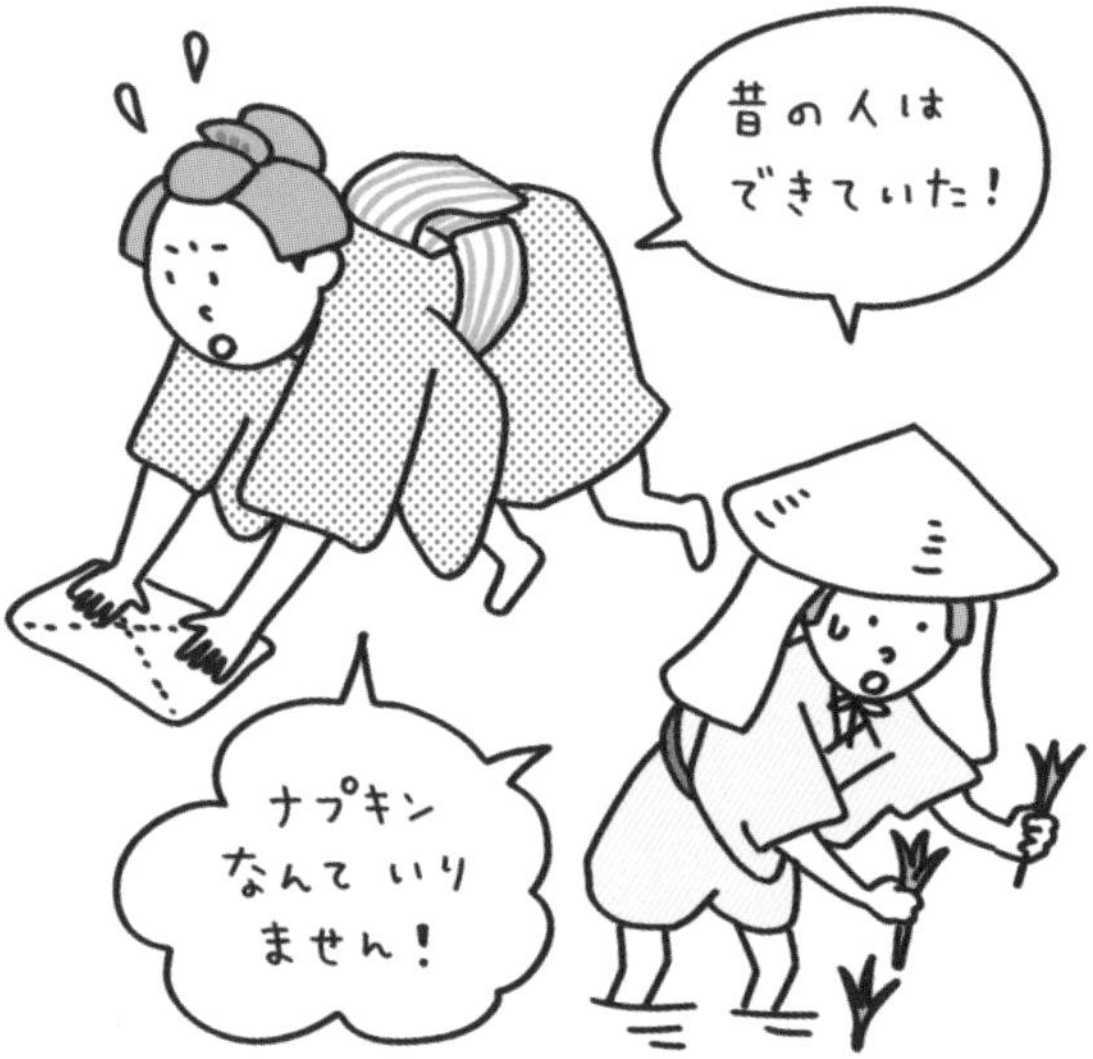
昔の人はできていた！
ナプキンなんていりません！

A.

経血を自分の意志で「溜めて、出す」はできません。

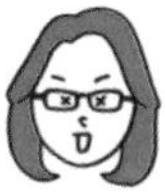

昔の人も生理中は苦労していたので
コントロールできていません。

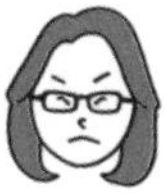

人体の仕組みからして、
経血は流れ出るのが自然。

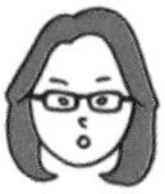

経血が多くて困っているなら、
それは病気のサインかも!?

生理にまつわる「迷信」にまどわされないで

生理にまつわる迷信は基本的に、「いまあるつらさをどうにかしたい」という願いから生まれたものだと思います。そこから「もっといい方法があるはずだ」と考え、それに向けて努力をする人たちもいます。

「経血コントロール」もそのひとつ。膀胱《ぼうこう》に溜まった尿をトイレで出すのと同じように、膣《ちつ》に経血を溜め、トイレでまとめて出すことを指すようです。それができたら、とても便利ですね。お仕事によっては行きたいときにトイレに行けない人もいます。災害時など生理用品が自由に手に入らないときにも、経血を出すタイミングを自分で決められるなら、どんなに助かることか……。でも、本当に可能なの?

「昔の女性は、みんなコントロールできていた」という説があります。着物での生活や農作業、和式のトイレなどによって骨盤周辺の筋肉が鍛えられていて自在に経血を溜めたり出したりできるから、昔の日本には生理用品がなかったというわけです。

ここではっきり断言します。昔の人もできていません。

第一に、女性器には、経血をコントロールできる仕組みがありません。膣は、出産のときには赤ちゃんの頭が通るほど広がる柔軟な器官ですが、尿道口や肛門のように締めておく括約筋は発達していません。意識してぎゅっと骨盤底筋で膣を締めれば、そのときは経血も漏れにくいでしょう。けれど、その状態をずっとキープはできません。ほかのことに気を取られたり動き回ったりすると、必ずゆるみます。ゆるんでいるほうが自然です。**膣の入口をジップロックのように閉じておくことはできない**ので、経血は流れ出ます。何もおかしいことはありません。人体の仕組みです。

歴史をふり返っても、女性は古くから布や脱脂綿などを使って経血を吸収したり、生理中に隔離されたりという苦労を重ねてきました。１９６０年代に日本で初めて使い捨て紙ナプキンが発売された日には、売り場に女性客が殺到したそうです。それほどまでに〝便利な生理用品〟を求めていたということは、「昔の女性もコントロールできていなかった」ことの何よりの証拠です。

経血を完ぺきにコントロールできる人がいたら、その人は〝びっくり人間〟のレベルですごいですが、そこを目指すことに意味は感じません。

経血が多い「過多月経」で悩んでいるなら、子宮筋腫の可能性も考えられます。コントロールしようと努力するのではなく、婦人科を受診しましょう。

Q. PMS PMDD ピル

生理前に決まって
うつっぽくなる私。
どこかおかしいの?

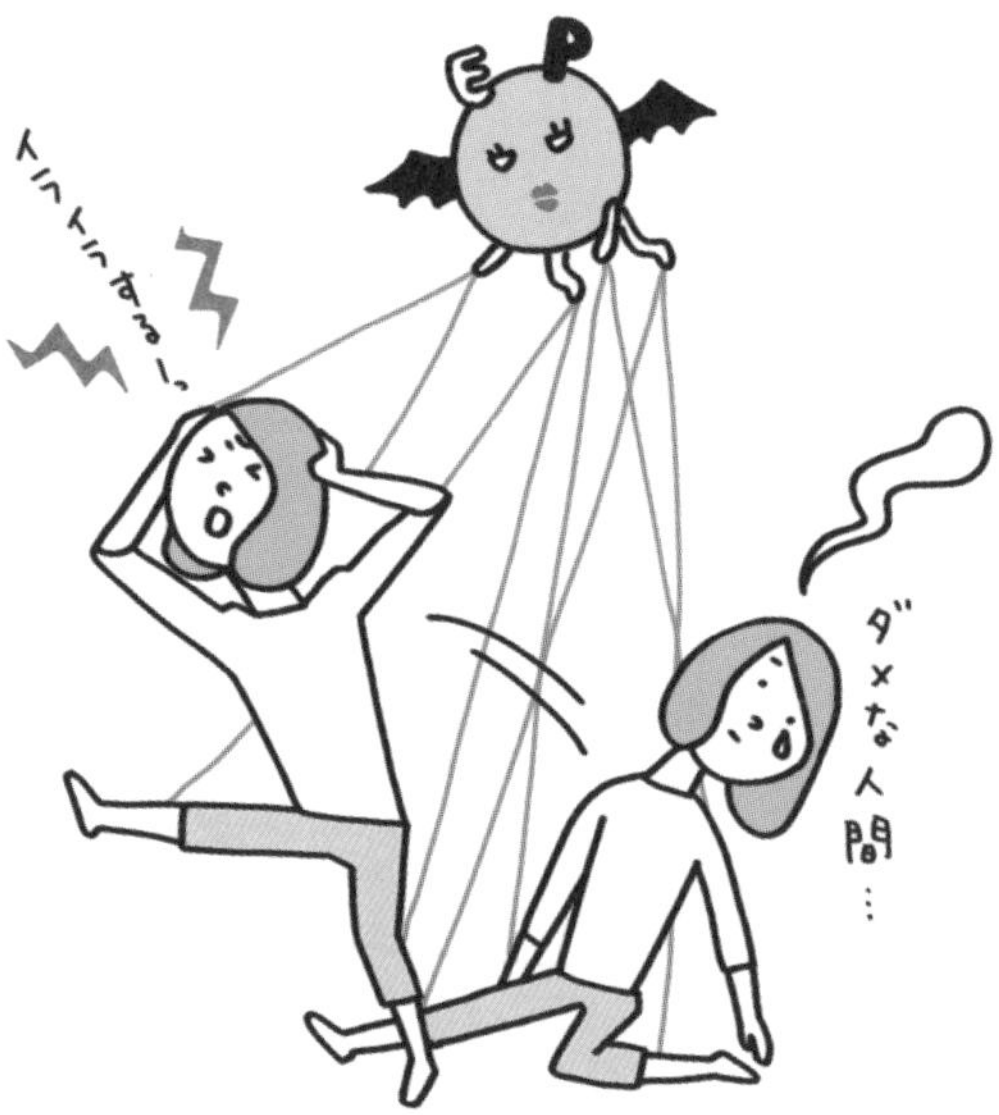

A.

生理前の心身の不調は、治療の対象です。

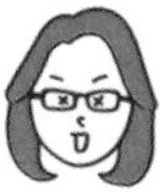

頭痛、倦怠感、気分の落ち込み…。
PMSはすべてホルモンの仕《し》業《わざ》。

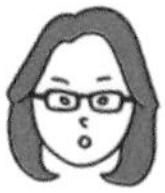

PMDDという深刻な気分障害で
自殺願望が出る人も。軽視しないで！

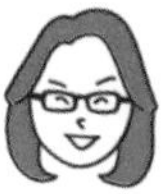

自分ではどうしようもないので、
自己嫌悪するのでなく、病院で相談を。

ピルを服用すれば「ホルモン」に振り回されない

わけもなく気分がむしゃくしゃして、いつもは我慢している脂《あぶら》っこいものや甘いものをたくさん食べ、そのあとで急に気分が落ち込んだ……。その翌日に生理がきて「あ、これが原因だったか」と気づく。多くの女性が口をそろえて「わかる！」というのではないでしょうか。生理の2週間前から数日前になると心身に変調をきたす現象は、ＰＭＳ（PreMenstrual Syndrome ＝月経前症候群）といいます。

下腹部や乳房の張り、頭痛、倦怠感、食欲不振または過食、強烈な眠気、むくみなど、身体面に不調が出る人。どうしようもないほどイライラしたり、不安感に襲われて落ち込んだり、とメンタル面に不調が出る人。その合わせワザで悩んでいる人。症状はそれぞれですが、日常生活に支障をきたすこともあるので困りますね。

生理のある女性の70〜80％にこの症状があるといわれており、[*2] クリニックにもたくさんの女性が相談に来ます。原因は、女性ホルモンの一種、プロゲステロンにあるといわれています。79ページの図を見てください。排卵後にプロゲステロンの分泌量が増えます。これを「黄体期」といい、不快な症状が出るのもこの時期です。ただ、なぜPMSが起きるのか、細かいメカニズムはいまだにわかっていません。

メンタル面への影響が特に大きく、感情のコントロールが難しくなる人もいます。極度のイラ立ちから身近な人を攻撃したり、うつ状態になって自殺願望が出たりすると、深刻です。こうなるとPMDD（PreMenstrual Dysphoric Disorder ＝月経前不快気分障害）という状態です。生理が終われば治まるのですが、たびたび周りに迷惑をかけることから**人間関係に悪影響を及ぼすこともある**ので、そのままにしておかないほうがいいでしょう。**PMS、PMDDともに治療の対象**です。

日ごろからイライラすることが多い人はイラ立ちが強くなり、落ち込みがちな人はうつ状態になったりと、もともとの性格が関係するともいわれますが、ホルモンの影響なので、まずは自分を責めないようにしましょう。身近な人に話しておいて、理解を得ておくのもいいですね。それは決して恥ずかしいことではありません。

対処法はいろいろありますが、排卵自体をなくすので黄体期もなくなるピルがお勧めです。生理前だから仕方ないとあきらめないで試してみてください。**ホルモンのアップダウンに振り回されなくなる人生は、とても快適**です。心身ともに自分らしい、安定した状態で過ごすことができます。

Q. 副作用 ミレーナ 黄体ホルモン療法

ピルがいいって勧められたけど副作用が心配…。

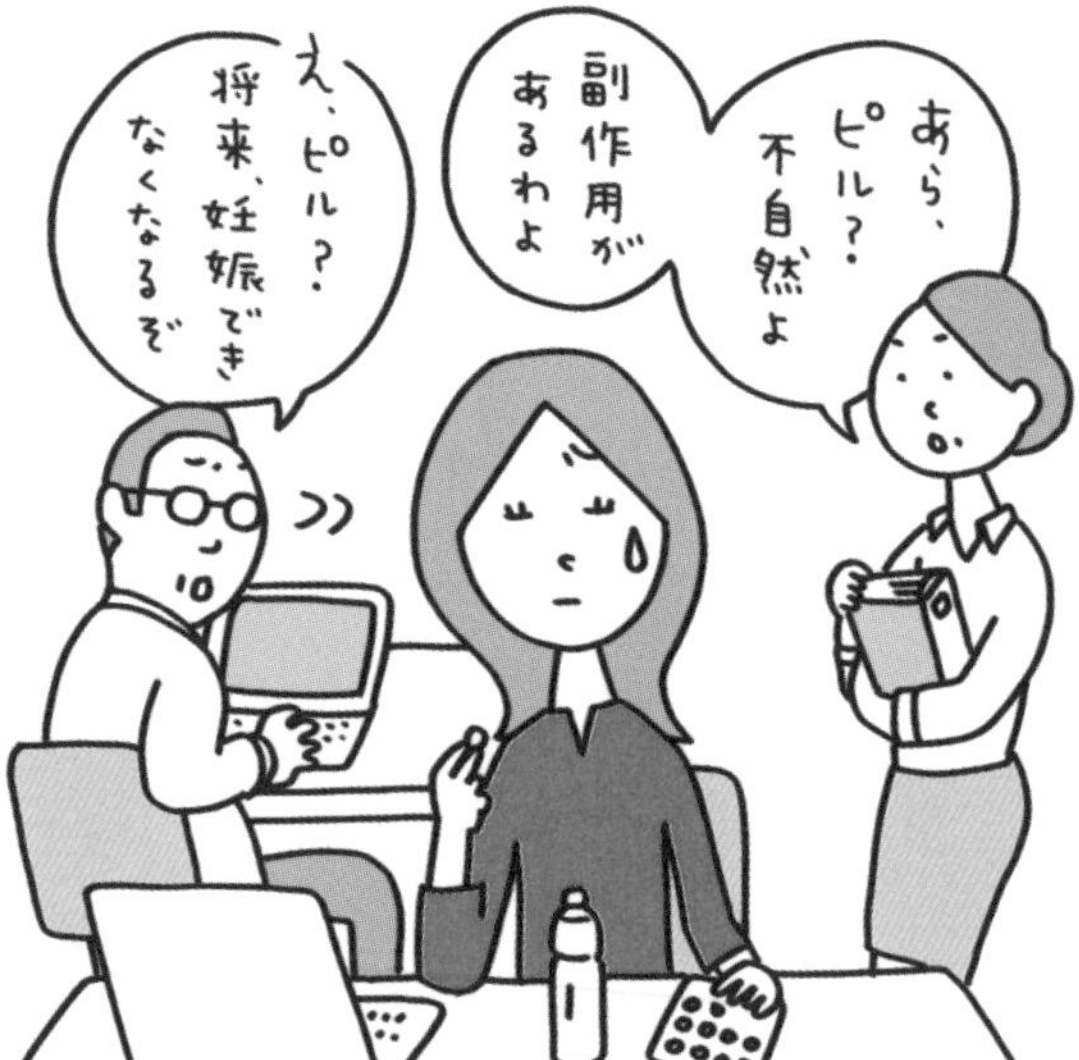
あら、ピル？不自然よ
副作用があるわよ
え、ピル？将来、妊娠できなくなるぞ

A.

副作用は心配がないレベル。女性医師も飲んでいます。

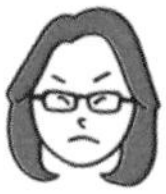

「太る」「妊娠しにくくなる」は、
まったく気にしなくていい。

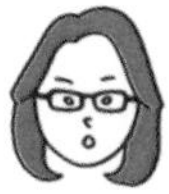

血栓のリスクはないわけではないけれど、妊娠中のほうがよほど高確率。

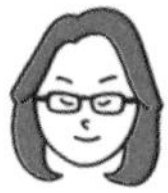

多忙な女性医師の多くが
ピルの恩恵を受けています。

「ピルの副作用」の本当とウソを知ろう

病院では**月経困難症、PMS、PMDDで悩む女性に、「低用量ピル（OC）」を勧める**ことがよくあります。エストロゲンとプロゲステロンという2種類の女性ホルモンが配合された錠剤で、排卵を止めるため、生理が軽くなったり、ほとんどなくなったりします。排卵しないので、避妊にもなります。

しかし、ピルを勧めると「なんとなく怖い」と副作用を心配される方がいます。薬は多くの治験を経て効果が実証され、初めて発売に至ります。だからといってすべての人に効くわけではなく、副作用も個人差が大きいです。これはピルに限らず、どんな薬も同じです。

低用量ピルを飲みはじめると、吐き気やむかつき、不正出血、頭痛、乳房が張るといった副作用が出ることがありますが、1割未満です。不快ではありますが、おそろしい副作用ではありません。1～2週間経っても治まらなかったら、医師に相談を。ピルの種類を替えれば解決する可能性があります。

頻度は低いけれども命に関わる重大な副作用は、血管のなかで血液のかたまりがで

きる「血栓症」です。一番多いのは足の静脈に血栓ができる「深部静脈血栓症」。エコノミークラス症候群と呼ばれるものと同じです。血のかたまりが血流にのって肺まで運ばれると、死亡することもあります。

これだけ聞くと怖いですが、実は血栓は、妊娠中〜産後すぐの時期もできやすいのです。**妊娠中に血栓ができる人の数を1とすると、ピルの副作用で血栓ができる人の数はその約3分の1。**[*3]「血栓が怖いから、赤ちゃんはいらない」という女性を私は見たことはありません。それより確率が低いピルについても、同じように考えられる人が増えてほしいです。

ただし、**「40歳以上」「喫煙者」「肥満」の女性はリスクが高くなる**ので、医師もピルの処方に慎重になります。その場合も、後述するような、OC以外の他のホルモン療法の選択肢がありますので諦める必要はありません。

「太りやすくなる」「将来、妊娠しにくくなる」はウソ

ほかにも、「ピルを飲むと太りやすくなる」「将来、妊娠しにくくなる」といった副

作用を心配する人がいますが、これらはどちらも正確ではありません。低用量ピルが国内で認可されたのは1999年。それ以前の中用量ピルはホルモン量が多く、太る、むくむなどの副作用が出ることがありましたが現在の低用量はほぼありません。

「妊娠しにくくなる」についてはむしろ逆で、**将来的に妊娠を希望している人こそピルを飲んでほしい**です。排卵は妊娠するために必要ですが、毎月くり返すのは卵巣に負担がかかります。ピルで排卵を止めているあいだは、卵巣がお休みできるのです。年齢が上がると妊娠率が下がることについては、第3章で詳しく解説しますが、ピルを長期間服用していると、年齢による影響を少し緩和できるといわれています。卵子自体に影響を及ぼすわけではありませんが、若い女性に多く、不妊の原因になりうる子宮内膜症を予防するからです。

妊活を始めたいタイミングでピルをやめれば、しばらくして、妊娠が可能になります。ちなみに、気になるコストですが、低用量ピルのほか、健康保険適用の治療用ピル（LEP）もあり、ジェネリックなら月々1000円ぐらいです。

また、何らかの理由でピルが使えない人には、OCの中でも超低用量のものもありますし、「ノアルテン」「ディナゲスト」などの黄体ホルモン剤の選択肢もあります。

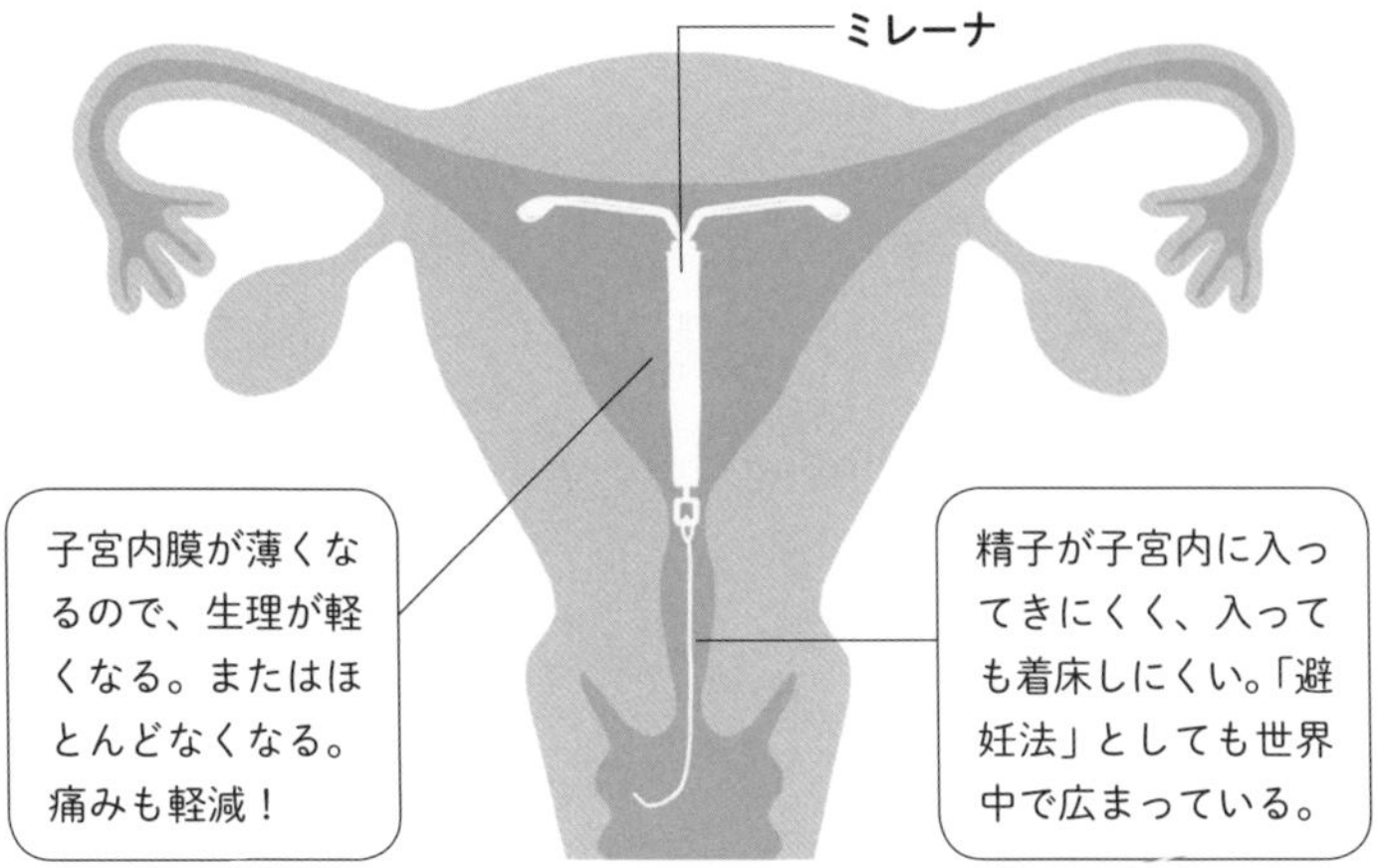
ミレーナ
子宮内膜が薄くなるので、生理が軽くなる。またはほとんどなくなる。痛みも軽減！
精子が子宮内に入ってきにくく、入っても着床しにくい。「避妊法」としても世界中で広まっている。

ミレーナのイメージ図

いま、月経困難症対策として注目されているのは、**子宮内黄体ホルモン放出システム（IUS）のひとつ、「ミレーナ」**です。長さ3センチほどの小さな器具にプロゲステロンを染み込ませたもので、子宮内に挿《い》れておくと、そこからプロゲステロンが放出されます。すると子宮内膜が薄くなるので生理がほぼなくなります。また、避妊効果もあります。婦人科で挿れてもらいますが、一度装着すると5年間は持続し、妊娠したくなったタイミングで除去します。

私の周りでも、多忙な女性医師の多くが、ピルなどなんらかのホルモン療法で生理を軽くしています。もし、危険な薬なら医師は自分で使わないはずです。

Q. 月経カップ 経血吸収パンツ 防災生理グッズ

面倒くさいけど ナプキンがやっぱり 安心ですよね？

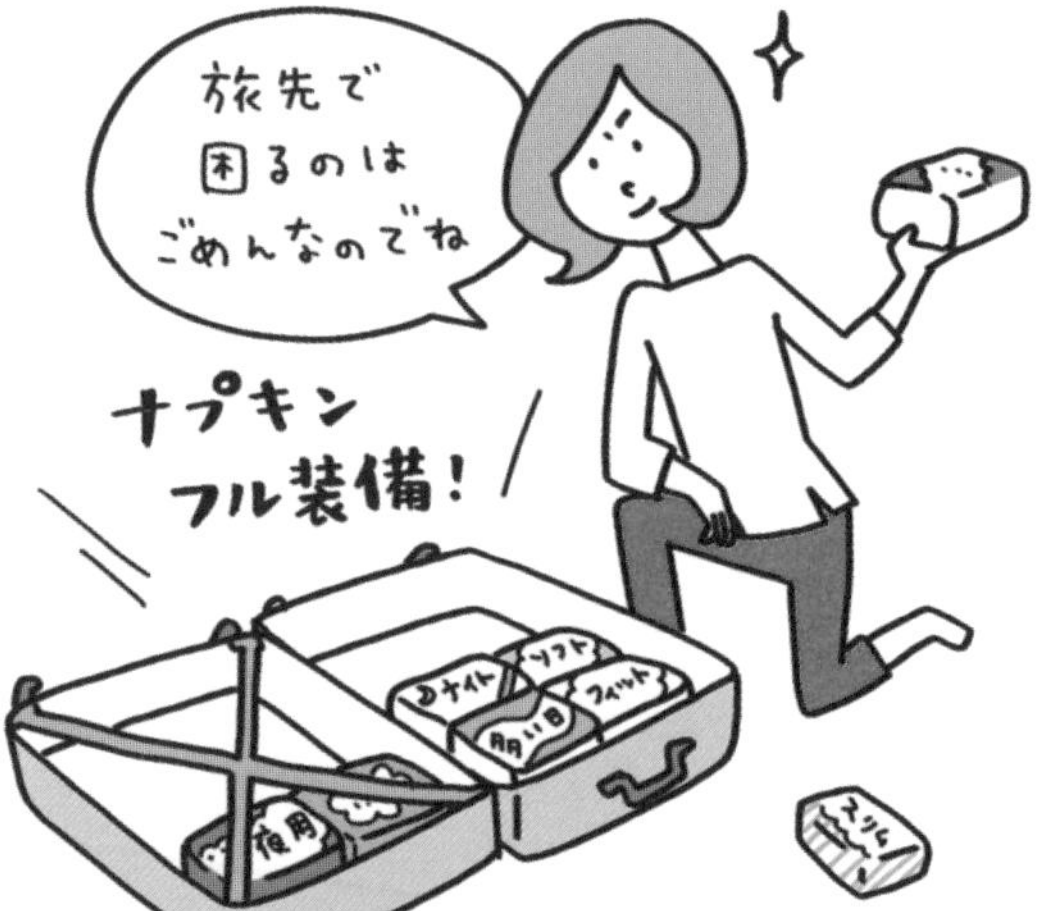
旅先で
困るのは
ごめんなのでね
ナプキン
フル装備！
ナイト
ソフト
フィット
多い日
夜用
スリム

A.
生理を忘れられる最新の生理グッズ、そろっています。

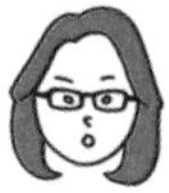

世界中で使われている「月経カップ」は漏れなし、蒸れなし、ゴミなし!

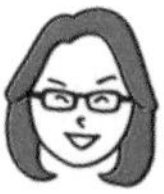

下着がそのまま経血を受け止める!?「経血吸収パンツ」でアクティブに。

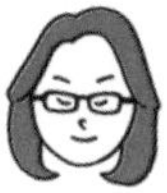

敏感肌の人には、「布ナプキン」という選択肢も。

多くの女性医師も愛用する「月経カップ」は快適

日本製の生理用紙ナプキンはとてもよくできています。海外のナプキンを使ってみたら分厚くてゴワゴワ、おまけに吸収力が物足りず不快で不安だった……という話をよく聞きます。紙ナプキンが優秀なだけに、日本ではドラッグストアの生理用品売り場をのぞけば9割以上は紙ナプキン。タンポンですら、かなり影が薄いです。

けれどそんな日本でも、「自分に合うものがない」と悩んでいる人たちはいます。デリケートゾーンがかぶれる、経血量が多いときは漏れが気になる、そして経血がドロッと出るときの感覚がたまらなくイヤ……。そんな悩みを抱える女性に私が強くお勧めしたいのが、**膣に入れて使う生理用品「月経カップ」**です。

ソフトなシリコン素材でできたカップは、底にあたる部分からシッポのような突起が伸びています。カップを指でつぶして小さくして膣口から挿し込むと、膣内でカップの口が開き、子宮から出てくる経血を受け止めます。基本は性交経験がある人向けですが、それでも軽い痛みや異物感はあるでしょう。でも、じきに慣れます。

膣内にぴったりフィットしているので、経血はまったくといっていいほど漏れてきません。**昼動きまわっても夜寝ていても気にならないうえに、ナプキン特有の蒸れやかぶれとも無縁なので、生理であることを忘れるほど**です。

私も月経カップを愛用しましたし、周囲の女性医師にも勧めました。女性医師はピルやミレーナで生理を止めている人が多いのですが、妊娠希望や授乳中、あるいは体質が合わないという理由で服用できないこともあります。月経カップを使った人たちの反応は「こんなに快適な生理用品があったとは！　患者さんにも勧めたい」とのこと。

また、自分で経血を確認できるのも利点です。私もナプキンのときは大量に出ていると感じていたのに、経血量は思ったよりずっと少なくて拍子抜けしました。**自分の身体を知ることができるのも、月経カップならでは**です。

下着のようなはき心地で経血を逃さない「経血吸収パンツ」

「経血吸収パンツ」も、最近注目の生理用品です。たとえば51ページで紹介している「ムーンパンツ」はそのひとつですが、**パンツ自体が15〜20㎖の経血を吸収し**、ナプキンはまったく不要。特殊素材を4枚重ねているので、表面はサラサラ、それでいて経血を逃さず、はき心地も普通の下着と同じというから驚きです。

月経カップ、経血吸収パンツともに洗えば何度でも使用できるのも、大きなメリットです。コストパフォーマンスが高いだけでなく、ゴミも出さないのでエコロジカルです。紙ナプキン派の人も災害に遭ったときのため防災グッズに加えておくことをお勧めします。物資が不足しているときに生理になると大変です。いざという場面になって初めて使うのはストレスになりますから、何度か練習しておくと、なおいいですね。さらに、**「デリケートゾーン用ウェットティッシュ」**も加えておきましょう。生理中に入浴できないのはつらいですよね。そんな状況下で必ず役に立ちます。

生理用品の選択肢には**「布ナプキン」**もあります。コットンの布地を何枚か重ねて縫い合わせ、デリケートゾーンにあてがうものです。洗濯して、くり返し使えます。**「紙ナプキンは有害物質が身体に入る」「布ナプキンにすれば、生理痛が治まったり、経血の量が減る」という人がいますが、これはまったくのデマ**です。身体の外に当てるだけの布に、そんな力はありません。布ナプキンのメリットは下着と同じ感覚で身につけられるので、敏感肌の人でも安心なこと。それで十分ではないでしょうか。上手なつき合い方をしてください。

生理であることを忘れられる！　最新アイテム

短時間での交換不要、漏れ知らずで下着や衣服、寝具を汚さない。
そんな最新生理用品を使えば、生理中もアクティブに過ごせます。

フルムーンガール スモール

アジア発、アジア人の平均的体型を考慮して作られた月経カップ。ビギナー向けのスモール（10㎖）ほか、レギュラー、ラージと３サイズ用意されており、身体や経血量に合わせて選べる。底のリングが大きいので、取り出しやすい。￥4,620/Ⓐ

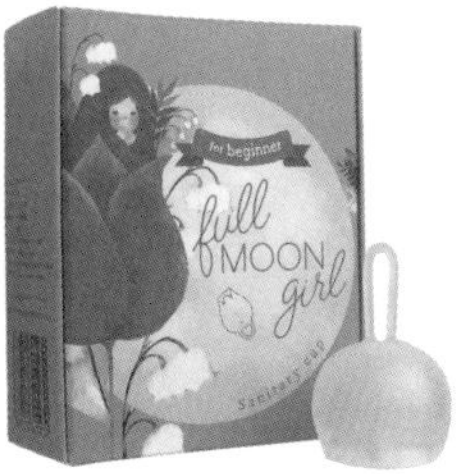

インティミナ リリーカップワン

とてもソフトなシリコン素材でできているので、挿入しやすいうえ、腟内でカップがすぐに開く。折りたたんで薄いケースに入れた状態で持ち歩けるので、もしものときに備えて携帯しよう。容量は21㎖、最大12時間の連続使用が可能。￥5,500/Ⓐ

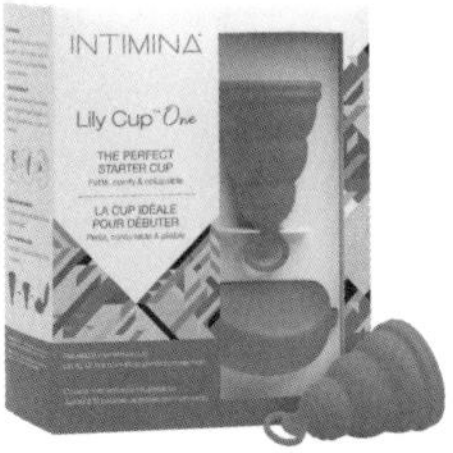

ムーンパンツ ヘビー＆ナイト

はじめて使うなら吸水面積が大きいナイト用がおすすめ。ショーツそのものがタンポン３〜４本の経血を吸収するが、表面はさらっとしたまま。黒のほか、白いボトムでも目立たないヌードカラーも用意。￥5,500/Ⓐ

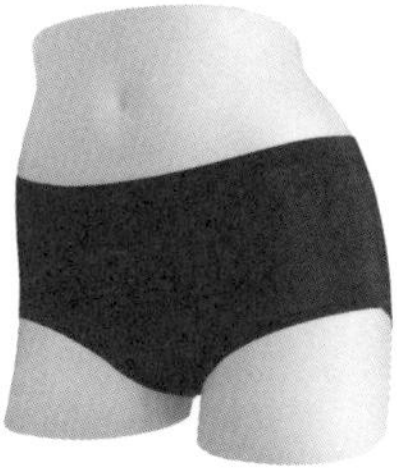

ピュビケア オーガニック フェミニン コットン シート

オーガニックコットン製。デリケートゾーンのpH値に近い弱酸性で、やさしく拭き取れば汚れをオフして清潔に。ローマカミツレ花水やルイボスエキスなど天然植物成分が潤いをプラスする。20枚入り。￥1,650/Ⓑ

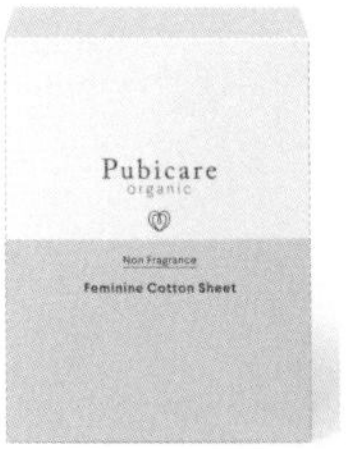

Q. 無月経 多嚢胞性卵巣症候群 生理不順

生理がたまにしか来ないけど、これが私のペースですよね？

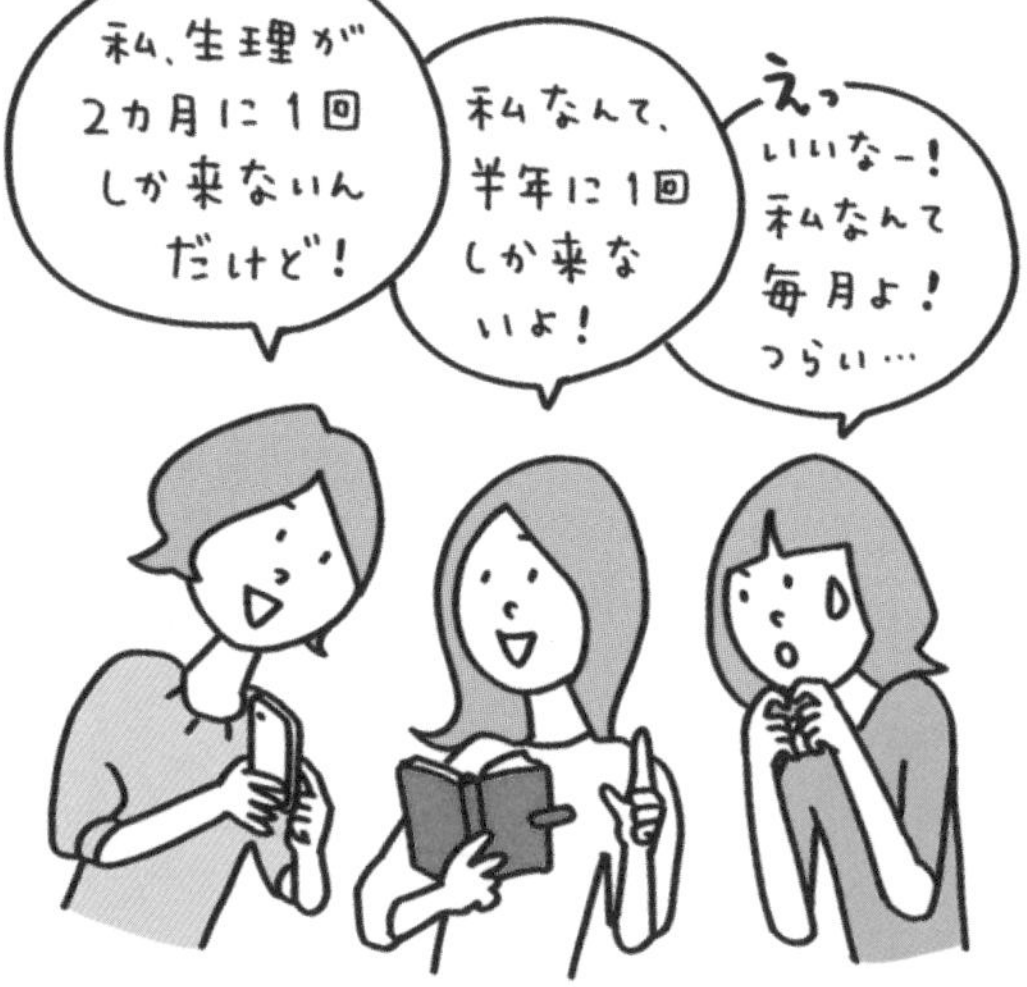
私、生理が2カ月に1回しか来ないんだけど！
私なんて、半年に1回しか来ないよ！
えっいいなー！私なんて毎月よ！つらい…

A.

月経不順や
無月経は、
身体からのSOSです！

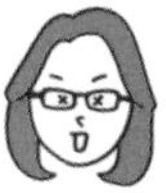

周期、期間、経血量が正常の範囲外だと「個性」ではなく、病気のサインかも。

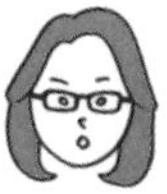

たまにしか生理が来ないのは、多《た》嚢《のう》胞《ほう》性《せい》卵《らん》巣《そう》症《しょう》候《こう》群《ぐん》の可能性もあり。

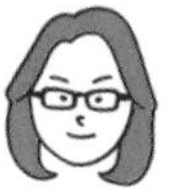

不妊の原因になることもあるので、将来子どもを望むなら、一度病院で相談を。

「周期24〜38日」「期間3〜7日」「量20〜140㎖」が普通

生理の周期は、24〜38日が正常です。

クリニックで感じるのは、多くの人が「私の生理は普通」と思っている、ということです。日本では、「私の生理」を話す機会はあまりないようです。たとえば、何日周期か、どんなナプキンを使っているのか、それを1日何回くらい交換するのか、どこがどう痛むのか……といったことが共有されないまま、個々がそれぞれに「私の生理は普通の生理」と思い、「生理にも個性があり、人によって違う」と思っています。

たしかに、多少の個人差はあります。痛みひとつとっても、まったく感じない人から、耐えきれずに救急車で病院に運ばれてくる人まで幅広いです。けれど「普通の生理」の枠からはみ出るものについては、「みんな違って、みんないい」とはなりません。血圧が平均値を大幅に上回るか下回るかしたら、それを個性とはとらえず「一度病院で診てもらおう」と思いますよね。生理についても同じように考えてほしいです。

普通の生理とは、周期については冒頭に書いたとおりですが、ほかにも**「期間は3〜7日間。平均5日間」「一度の周期での経血量は20〜140㎖」**という基準があります。経血量は、市販の昼用紙ナプキンを使用しても1～2時間に一度交換しないと間に合わない、夜間に夜用紙ナプキンをしても漏れて衣類や寝具を汚す……というなら多すぎで、おりもの程度しか出ないのなら少なすぎと覚えておいてください。

周期については、2、3カ月に一度しか来ないのに、それほど気にされていない人も多いです。生理は面倒だから来る回数が少なくてラッキーというところでしょうか。しかし、ホルモン異常により正常に排卵していない可能性も考えられます。基礎体温をつけてみてください。79ページのような線を描いていますか？

多《た》嚢《のう》胞《ほう》性《せい》卵《らん》巣《そう》症《しょう》候群《こうぐん》（PCOS）という病気の人は生理不順だったり、24～38日周期でも、不安定だったりします。卵巣では男性ホルモンが女性ホルモンの一種、エストロゲンに変換されているのですが、それがうまくいかず、そのまま男性ホルモンとして作用してしまうので排卵が抑制されるという、よくある病気です。生理不順のほかには目立った症状がないまま進行していることも多いです。妊活をはじめてもなかなか妊娠できず、不妊の相談をしてはじめて病気が発覚する人もいます。そこから治療スタートとなると、赤ちゃんを授かるまでに時間がかかることもあります。そんな事態を防ぐためにも、生理不順に気づいた段階で病院で相談してください。

Q. 早発閉経 無月経 避妊

生理が来ない…。30代で閉経することってありますか？

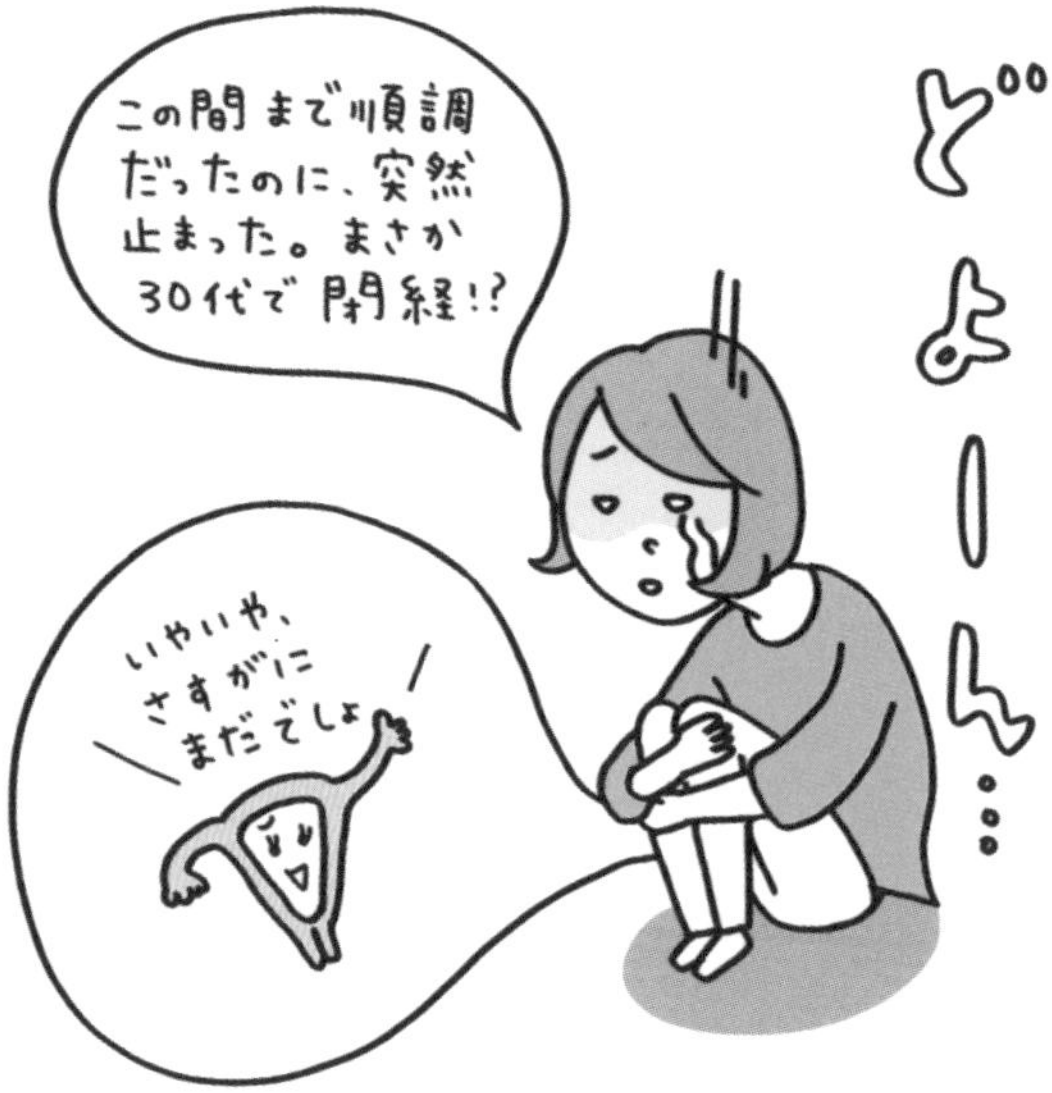
この間まで順調だったのに、突然止まった。まさか30代で閉経!?
どよーん…
いやいや、さすがにまだでしょ

A.

30代の閉経はレア。ほかに原因があるかも。

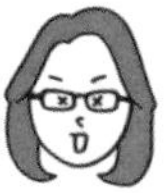

40歳未満で閉経する「早発閉経」は、1%程度しか起きないレアケース。

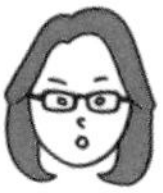

30代で生理が止まったなら、ホルモンの異常や病気の可能性も。

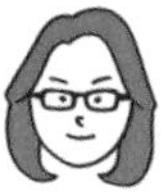

40代に入ったらホルモンの分泌が乱れ、平均50歳で閉経します。

「ストレス」や「ダイエット」で無月経になることも

30代で閉経する人が、いないわけではありません。「早発閉経」といって、本来ならまだ活発なはずの卵巣の機能が低下し、女性ホルモンが分泌されなくなって、生理も止まってしまう状態を指しています。現代社会においては、30代後半〜40代前半で妊娠を望む人も少なくありませんから、これは深刻な事態です。

しかし**早発閉経は100人に1人程度しか起きない**[*4]ので、30代で生理がない場合ほかの原因も考えてみましょう。妊娠していないのに3カ月以上、生理がない状態を「無月経」といいます。女性ホルモンが正常に分泌されなくなっているのかもしれません。仕事やプライベートで強いストレスがある、過度なダイエットをするなど、女性にとっては身近な理由で女性ホルモンの分泌は乱れます。また、55ページでお話しした**多嚢胞性卵巣症候群の可能性や、甲状腺に異常がある可能性**なども考えられます。

いずれにしろ自分で判断できるものではないので、病院で診てもらいましょう。生理が止まっているのは身体からのSOSですから、「ないほうが楽でいい」という考えは、危険です。

では、閉経とはどういう状態をいうのでしょう？

12歳頃に出会い40年間ずっと一緒——これが友人だったら、すごく長いつき合いですよね。生理はこれと同じく、女性が人生の約半分をかけてつき合っていくものです。

生理は基本的に生殖のためにあるものなので、その年齢を過ぎれば終わります。**閉経の平均年齢は約50歳。**[*5] 個人差はありますが、40代に入ると卵巣の働きが鈍くなって、女性ホルモンの分泌量に乱れが出ます。典型的なパターンは、最初は3週間で生理が来るなど周期が短くなり、その後だんだん間が開いてきて45歳〜58歳くらいで閉経を迎えます。最後の生理から1年経ってはじめて、閉経したと判断してください。

気をつけたいのは、閉経前後の出血には、少なからず子宮体がんなどの悪性腫瘍の可能性があることです。「閉経後に生理が復活した」とか「いつが生理でいつが生理でないのかわからないくらい生理不順になった」というような場合は、必ず婦人科に行きましょう。また、実は40代の妊娠と中絶は少なくないのですが、そのなかには「閉経したと思って避妊しなかった」というケースが一定数含まれます。勝手な思い込みは危険なのです。たとえ閉経していたとしても、性感染症予防のためにコンドームを使用することをお勧めします。

Chapter
2

ホルモンのほんとう

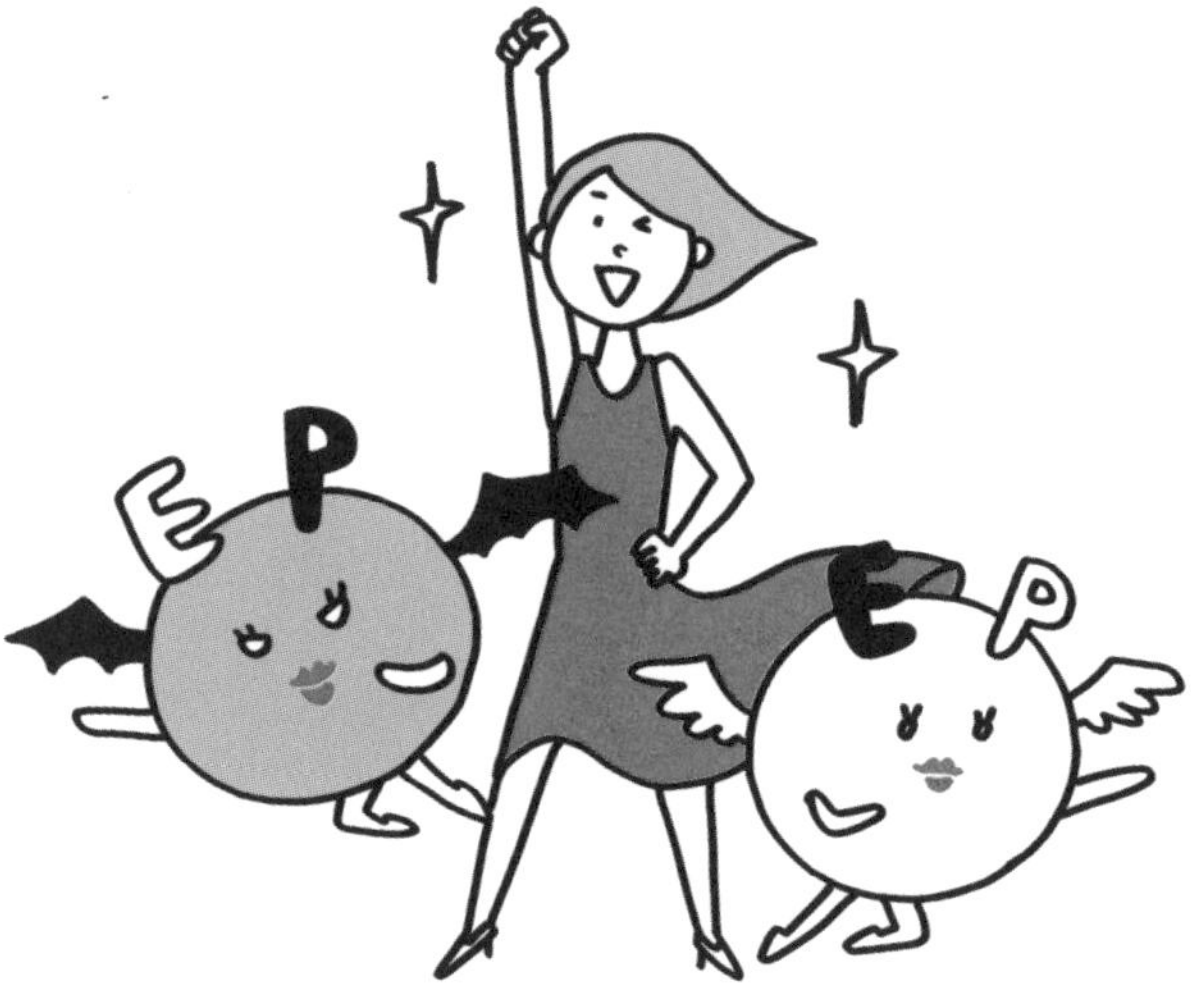

恋愛やセックスとは関係ナシ

ホルモンという語はよく見聞きするわりに、
どこから、何のために出ているのかを
ちゃんと習う機会はほとんどありません。
だから、雑誌などのメディアで
「女性ホルモンできれいになる」
「女性ホルモンを活性化させよう！」
というキャッチフレーズを見ると
自分には足りていないのではないか、
増やさなければ、と不安になるのですね。
女性ホルモンは主に2種類に分けられ、
女性の健康を維持するという
大事な役割を担っています。
10代から50代までの長い時間、
つき合っていくものですから、
正しい知識を身につけてください。

Q. 恋愛 セックス イソフラボン

恋愛もセックスも
ごぶさたなので、
女性ホルモンが枯渇!?

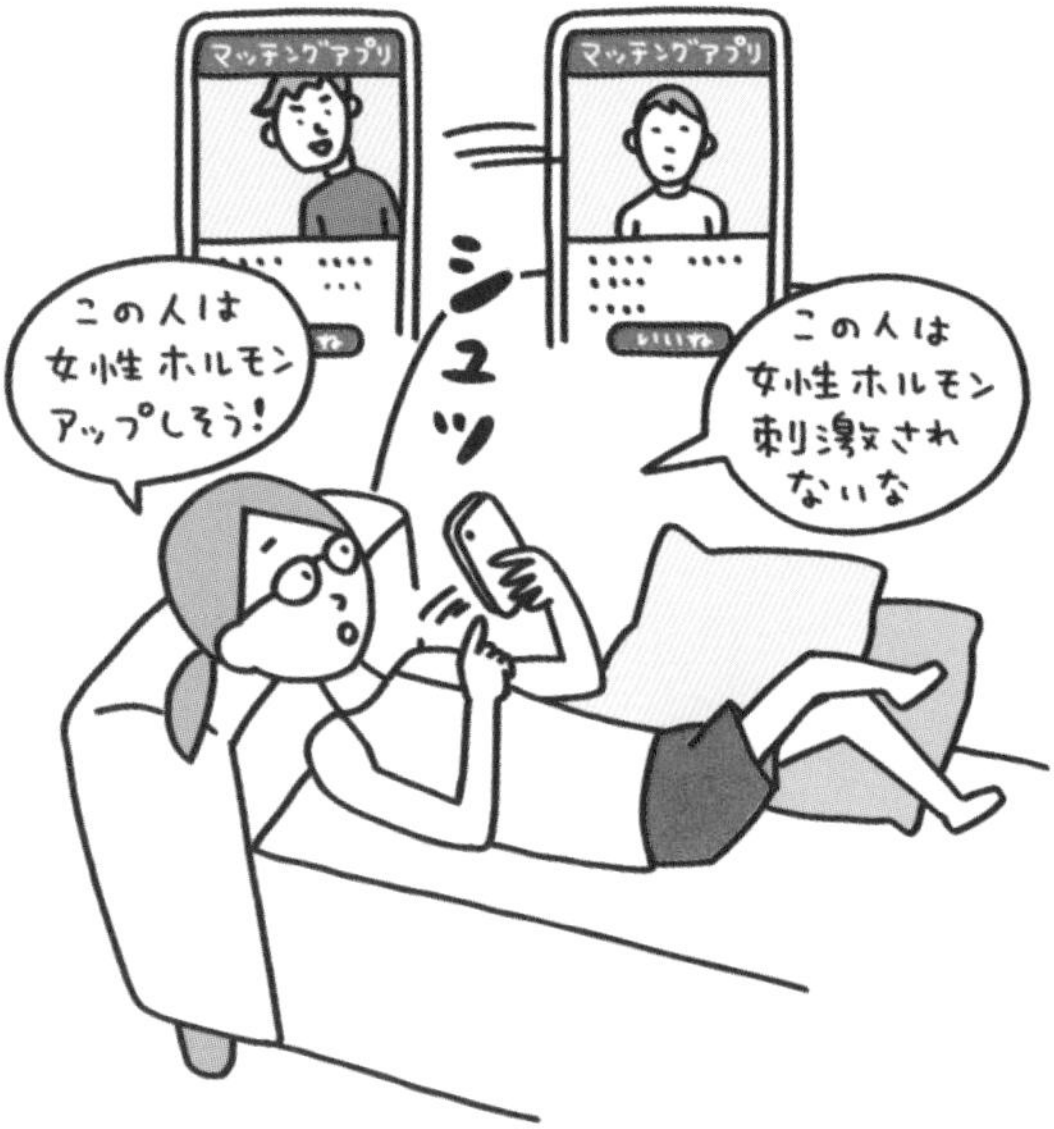

マッチングアプリ
マッチングアプリ
シュッ
この人は女性ホルモンアップしそう!
この人は女性ホルモン刺激されないな

A.

女性ホルモンは恋愛やセックスの影響は受けません。

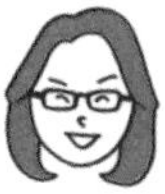

恋愛やセックスで感じる興奮やときめきはほかの脳内物質の影響でしょう。

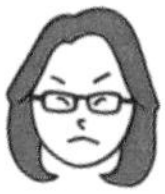

女性ホルモンは自分の意志や努力で増減できるものではありません。

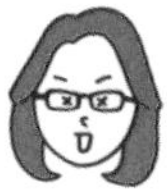

大豆で女性ホルモンUPといわれますが、その量はごくわずかです。

女性ホルモンを出すために「恋愛」するのは無意味

恋愛やセックスによって女性ホルモンが分泌されてきれいになる――私はメディアでこうした特集を見ると、ため息をつきたくなります。「ホルモンのためには、どのくらいの頻度でセックスすればいいですか」と真剣に聞かれたことは数知れず。恋愛がご無沙汰な自分に劣等感を抱いている女性もいます。

恋愛やセックスでは、感情が高ぶったり多幸感を覚えたりするので、そのときに「ホルモンが出ている！」と感じるのかもしれませんが、それは**脳内ホルモンといわれるドーパミンやオキシトシンの仕業**であって、女性ホルモンはまったくの無関係。これは裏を返せば、「恋愛やセックスをしなければ女性ホルモンが分泌されなくなり、容姿に響く」となる点が問題です。恋愛やセックスはとてもプライベートな行為。するもしないも、その人の自由。「ホルモンが出なくなるぞ」と脅すのは感心しません。

女性ホルモンは多いほどいいと思っていませんか？　これもメディアの罪です。40代に訪れる更年期では、不調が出る人たちに対して女性ホルモンを補充する治療が一般的です。つまりホルモンを増やすのですが、補充方法によっては**乳がんのリスクが**

わずかに上がることがわかっています。「女性ホルモンUP！」という文句には振り回されないようにしましょう。

女性ホルモンはその人の意志で増減できません。脳からの指令を受けて主に卵巣から分泌されるものなので、指令を出す側、受ける側、そしてその途中に何か阻害《そがい》するものがあれば、いくら「ちゃんと分泌して！」と願っても止まるのです。

イソフラボンという大豆に多く含まれる成分が女性ホルモンをアップさせると聞いて、熱心に大豆製品を食べている人も少なくありません。たしかに植物性のエストロゲンが摂《と》れることはありますが、その量はごくわずかです。それもすべての人が摂取できるわけでなく、**「エクオール産生菌」といわれる腸内細菌を持っていない人は残念ながらいくら食べてもエストロゲンにはなりません。**大豆製品をよく食べる日本人でも、エクオール産生菌を持っているのは2人に1人といわれています。

ホルモンについて実感したいのであれば、基礎体温表をつけてみましょう。79ページの図のように体温が上下し、排卵しているようなら、あなたの身体はちゃんと機能しています。ホルモンも出ています。無理に自分を、恋愛、セックスに駆り立てなくてもいいのです。安心してください。

Q. 男性ホルモン ニキビ 多嚢胞性卵巣症候群

仕事しすぎたら「オス化」するって本当ですか？

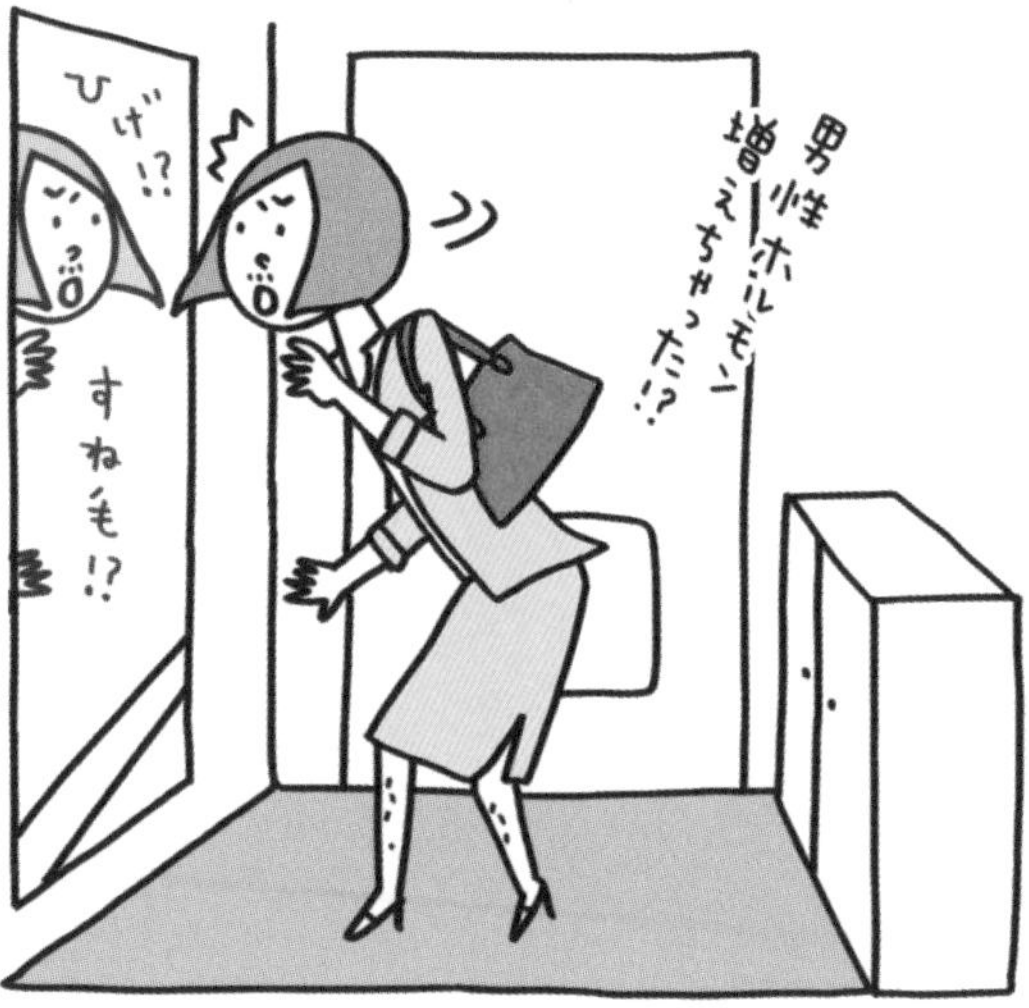

A.
「オス化」という現象は、医学的にはありません。

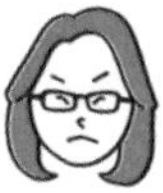

女性にも男性ホルモンが出ますが、仕事量には左右されません。

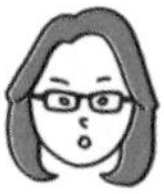

ヒゲやムダ毛が増えるのは、多忙で身なりを構う余裕がないからでは?

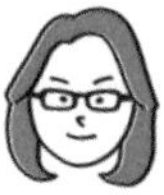

男性ホルモンが増える病気がありますが、仕事とは関係がありません。

女性にも男性ホルモンは分泌されるけど……

「オス化」「男性化」という言葉はとてもインパクトがありますね。仕事をしすぎた結果、ヒゲが生えたり、体毛が濃くなったり、ニキビが出たり、仕草がオジサンぽくなったり……といったことを指しているようで、女性向けのメディアでは頻出しています。まるで女性の身体のまま仕事をつづけるのは不自然である、といっているようです。私はこの言葉を見聞きするたび、女性が働くということが日本ではまだ〝当たり前〟ではないのだなぁと感じます。

仕事をしていてもいなくても、女性の身体は男性ホルモンを分泌しています。男性も女性ホルモンを分泌しています。ただし、その量には大きな個人差があります。

男性ホルモンのひとつ、テストステロンには、筋肉や骨を発達させる、性欲を司《つかさど》るなどの働きがあります。また、積極性や攻撃性とも関わりがあるといわれています。仕事を精力的にこなす、たくさんお金を稼ぐ、上のキャリアを目指すという、攻めの姿勢が〝男性的〟とされているので、女性も同じようにふるまうとオス化すると考えられているのでしょう。**女性ホルモンは自分の意志で増えたり減ったりしませんが、**

男性ホルモンも同様です。女性が仕事をがんばったところで男性ホルモンは増えませんし、男性が仕事をさぼっても減りません。残業つづきや休日返上で仕事をしていると、誰でも生活に余裕がなくなります。産毛《うぶげ》を処理しなかったり、つい行動が雑になるのは仕方のないこと。オス化しているわけではありません。

男性ホルモンの分泌量が過剰になる状態は存在しますが、仕事が原因ではありません。それによって正常な排卵が起きにくくなる「多嚢胞性卵巣症候群」という病気のことは55ページでお話しました。オス化を嘆くのではなく、治療しましょう。

ただ男性ホルモンが容姿にまったく無関係ということはなく、**ニキビが出やすくなることはあります。**ニキビとは分泌された皮脂が毛穴に詰まって発生するものですが、大人の場合、男性ホルモンが関係しているものもあります。ストレスや体調の変化によってホルモンの分泌量が乱れ、男性ホルモンの影響を受けやすくなると、それによって皮脂の量が多くなるのです。口周り、男性でいうとヒゲが生える場所のニキビがそれに当たります。肌を清潔にしても、ニキビ対策用のスキンケア用品を使っても、こうしたニキビにはあまり効果がありません。皮膚科での診療やピルの服用が有効です。75ページでさらに詳しくお話します。

Q. 美容 PMS ニキビ

女性ホルモンと
きれいとは結局
無関係なんですか？

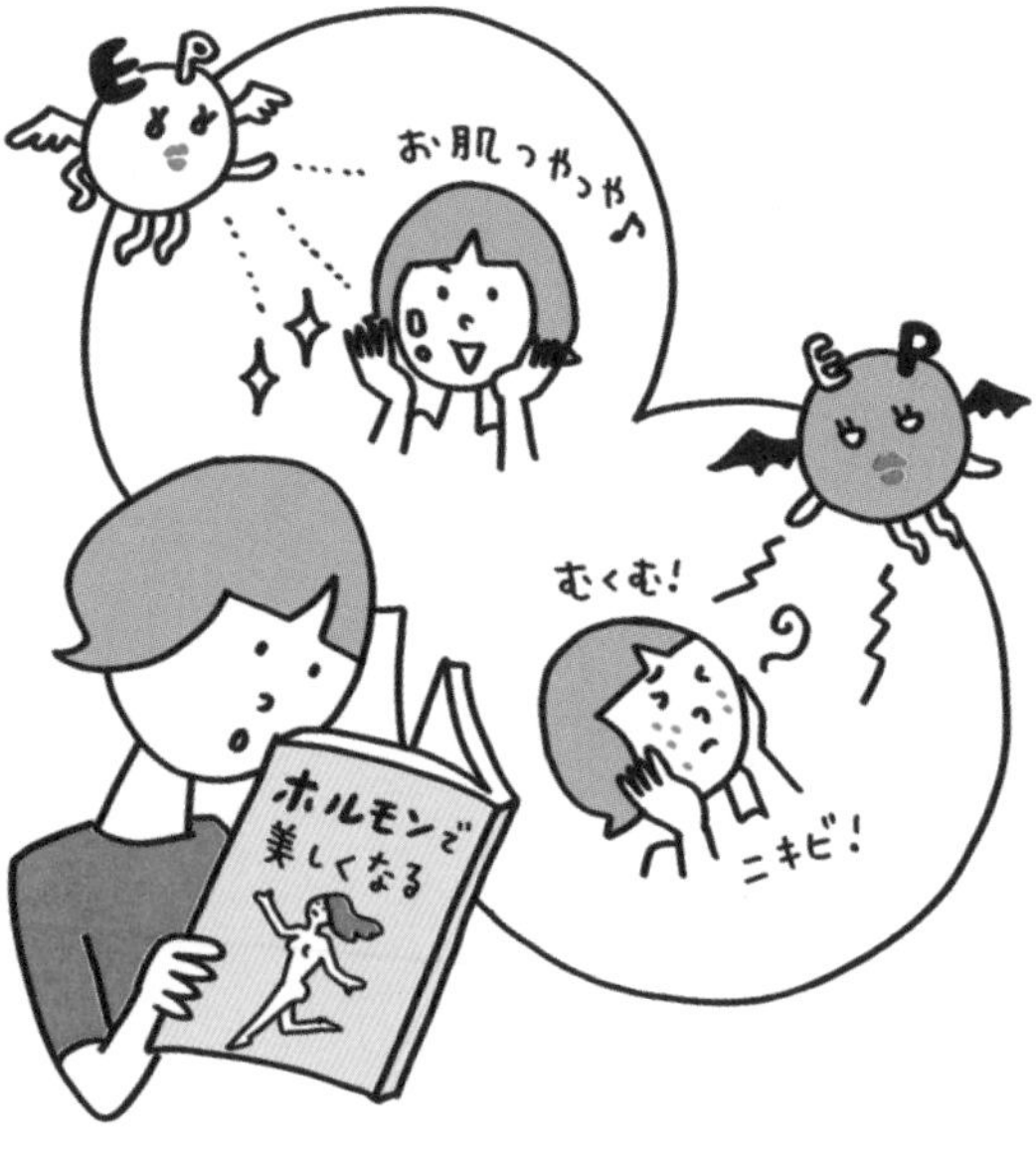

A.

肌や髪のツヤも
むくみやすくなるのも
女性ホルモンの影響。

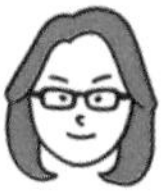

エストロゲンが肌や髪のツヤを出し
女性らしい身体つきを作ります。

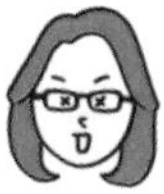

プロゲステロンにより生理前に
むくみや過食、ニキビなどが出ます。

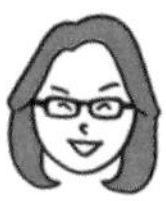

女性にとってはどちらも必要なホルモン。
バランスが取れていることが大事です。

女性ホルモンは美容のために出ているわけではない

女性向けメディアを見ていると、女性ホルモンは美容のために出ていると錯覚しそうですが、実際は健康や妊娠のために必要なホルモンです。子どもを持つ、持たないは個人の自由でも、生物としての女性の身体は女性ホルモンを分泌し、子宮や卵巣を働かせて妊娠できる環境を毎月、整えようとしています。

妊娠に関わる女性ホルモンは主に2種類で、**エストロゲン（卵胞《らんぽう》ホルモン）**と**プロゲステロン（黄体ホルモン）**があります。どちらも主に卵巣で作られます（次ページ参照）。

ではなぜ、メディアではホルモン特集が大人気なのでしょう。答えはエストロゲンの役割を見ればわかります。肌や髪がきれいになるとか、体つきが女性的になるとか、そこだけ切り取ってみるとまるで美容のためのホルモンのようです。これをなんとか味方につけたい、増やしたいと思うのも、無理はないですね。エストロゲンは、肌の弾力に関わるコラーゲンの生成を助けます。ですから、これが多く分泌されている生理が終わってから1週間ほどは「お肌、調子いい！」と感じる人が多いでしょう。

一方のプロゲステロンは、美容面から見るとちょっと困った要素が目立ちます。そ

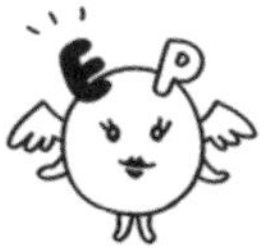

エストロゲン
（卵胞ホルモン）

- 主に卵巣から分泌され、子宮内膜を厚くする
- 思春期に乳房の成長や生殖器の発育を促し、女性らしい身体を作る
- 乳腺を発育させる
- 肌の潤いを保つ、髪のツヤを出す
- 骨の形成を促し、骨密度を保つ
- 善玉コレステロールを増やし悪玉を減らして、コレステロール値の調整をする
- 血圧を下げる
- 自律神経を調整する

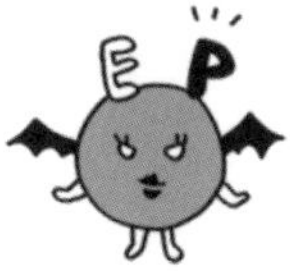

プロゲステロン
（黄体ホルモン）

- 受精卵が着床しやすいよう子宮内膜を整えて、妊娠に備える
- 基礎体温を上昇させる
- 体内の水分量を保つ（むくみやすくなる）
- 食欲を増進させる
- 眠くなる
- イライラしたり、憂うつな気分になったりする

女性ホルモンの主な働き

こで**エストロゲンを「美人ホルモン」**、**プロゲステロンを「ブスホルモン」**と呼ぶメディアもあります。とても極端なネーミングですね。

79ページの図のように、生理がはじまる約2週間前、排卵の後にプロゲステロンの分泌量が増えます。その影響で肌の調子が悪くなる、身体がむくみ重たく感じる、お腹の調子が崩れ便秘気味になる、ニキビが出る、やたらとお腹が減る、眠くなる、気分が沈む……要するにPMSが起きます。

「プロゲステロンって、たしかにブスホルモン。出なくていいよ」というのが、みなさんの本音でしょうか。

でも、図を見てもわかるように実は、エス

トロゲンも、一度減った後、黄体期には増えるのです。2つのホルモンが同時に増え、バランスが悪くなるのがPMSの正体。メディアはホルモンについてことさらデフォルメしますが、悪役にされているプロゲステロンがかわいそうです。

「内側からのきれい」を実現するのは、実はピル

メディアが美容とホルモンを結びつけたがる裏には、「スキンケアやヘアケア用品に頼るだけではだめ」「私たちにはきれいになる手段が、まだまだある」という意味が込められているのだと思います。腸や血管なども同じように、ここさえきれいにすれば美容にプラスの効果をもたらすとメディアで盛んにいわれています。目に見えないところにこそ美を司る何かがあると思わせたい人が多いということでしょう。「内側からきれいに」も定番のフレーズです。

美容とホルモンを結びつけるのであれば、「ホルモンをアップしよう」「活性化しよう」と根拠のないことをいうのではなく、**「ホルモンを理解し、コントロールして、振り回されないようにしよう」**といってほしいです。黄体期のホルモンバランスになら

なければ、生理前のニキビやむくみも回避できるのです。

そこでお勧めしたいのが、ピルの服用です。エストロゲンとプロゲステロンを含む錠剤を飲むことで、排卵を止めるのが目的ですが、79ページの図のようなホルモンの変動がなくなり常にフラットな状態となるので、その影響を受けにくくなるのです。ホルモン分泌の乱れで男性ホルモンの影響を受けやすくなると、口周りを中心にニキビができやすくなることはすでにお話ししましたが、これにも効果的です。Tゾーン以外のニキビで困ったらドラッグストアで基礎化粧品を大量買いするよりも、病院へ。いろんなスキンケア・ブランドを渡り歩いたけどまったく改善されなかったニキビが、ピルを服用しはじめたらウソのように治ったという話もよく聞きます。皮膚科で処方できるピルもあるので、相談してみてください。

PMSや月経困難症の対策にもなり、美容面でも安定するとなると、ピルのメリットは実に大きいですよね。多くの患者さんたちは**「ホルモンに左右されない日常がこんなに快適だとは知らなかった！」**と感動していました。生き生きと活動できるので、仕事もプライベートもきっと今より充実します。そんな姿は人の目にも美しいと映るでしょう。それが本当に「内側からきれい」になることではないでしょうか。

Q. ダイエット　美容　ストレス

やせたら肌が かさかさに なっちゃった！

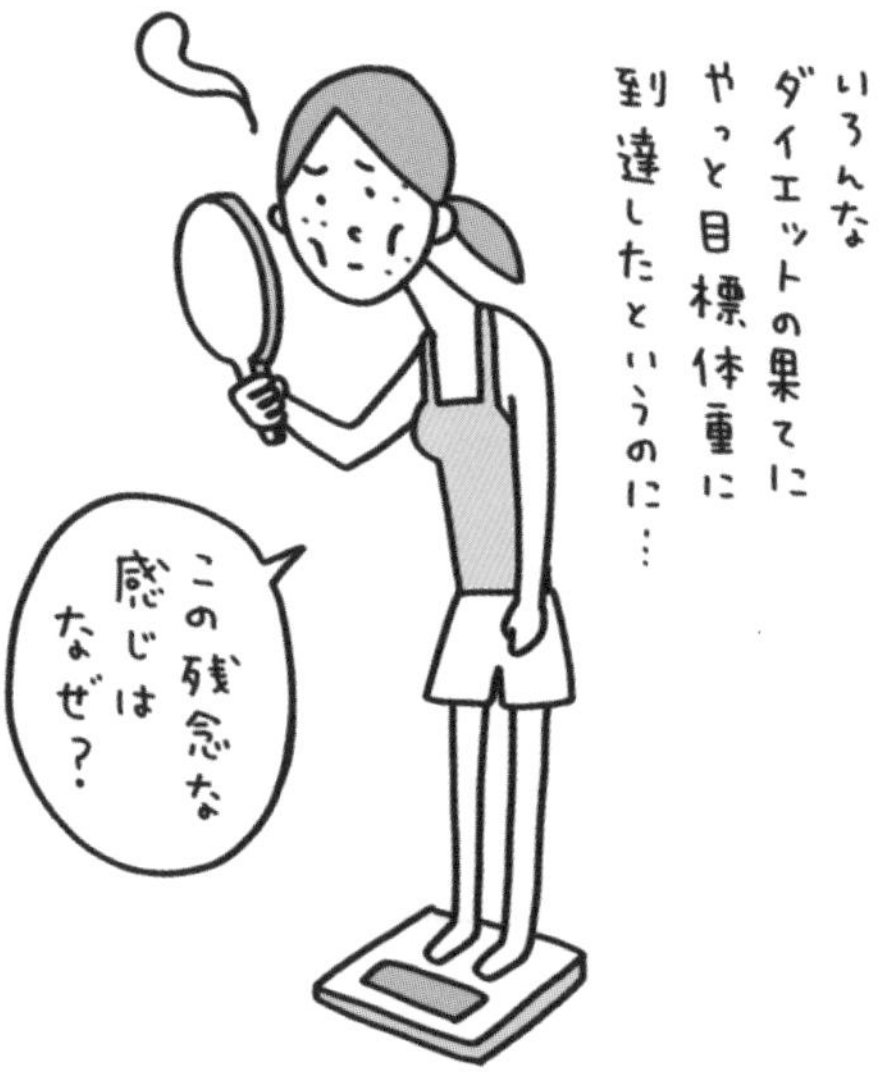
いろんなダイエットの果てにやっと目標体重に到達したというのに…
この残念な感じはなぜ？

A.

体重と女性ホルモン、肌の状態は関係しています。

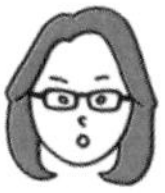

女性ホルモンは、脂肪細胞からも分泌。
だからぽっちゃりさんの肌はツヤツヤ！

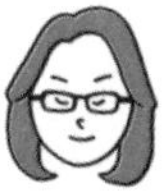

女性ホルモンのバランスを保つには
標準体重のキープが欠かせません。

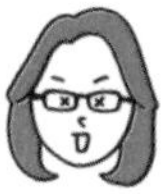

フランスではやせ願望を助長するとし
て、やせすぎのモデルが活動禁止に。

やせすぎるとエストロゲンの分泌量が減ってしまう

女性の健康と美は、女性ホルモンによって大きく左右されることがおわかりいただけたと思います。ホルモンとは思いどおりにならないわりに、心身の影響を受けやすいものです。私は特に、ダイエットがホルモンに与える影響を気にしています。

ホルモンは人の意志で増減できるものではないとお話ししましたが、実はエストロゲン分泌量が増えるのは、めずらしいことではありません。**エストロゲンは卵巣からの分泌に加え、脂肪細胞からも分泌されます。**体脂肪がたくさんある人ほど、73ページのリストにある、エストロゲンからの恩恵も受けやすくなるのです。

太め体型の人はお肌がピチピチのイメージがありませんか。**体脂肪を多く蓄えているとエストロゲンが多く分泌されるから**です。逆にいうと体脂肪が少ないと分泌も少なくなり、肌や髪にも影響するということになります。更年期から閉経までのあいだにエストロゲンの分泌量はどんどん減るため、肌や髪のうるおいが失われたと感じて悩む人が増えます。若くてもやせすぎると同様のことが起きるのです。

ダイエットが気になるというのは、それだけが理由ではありません。ここで声を大

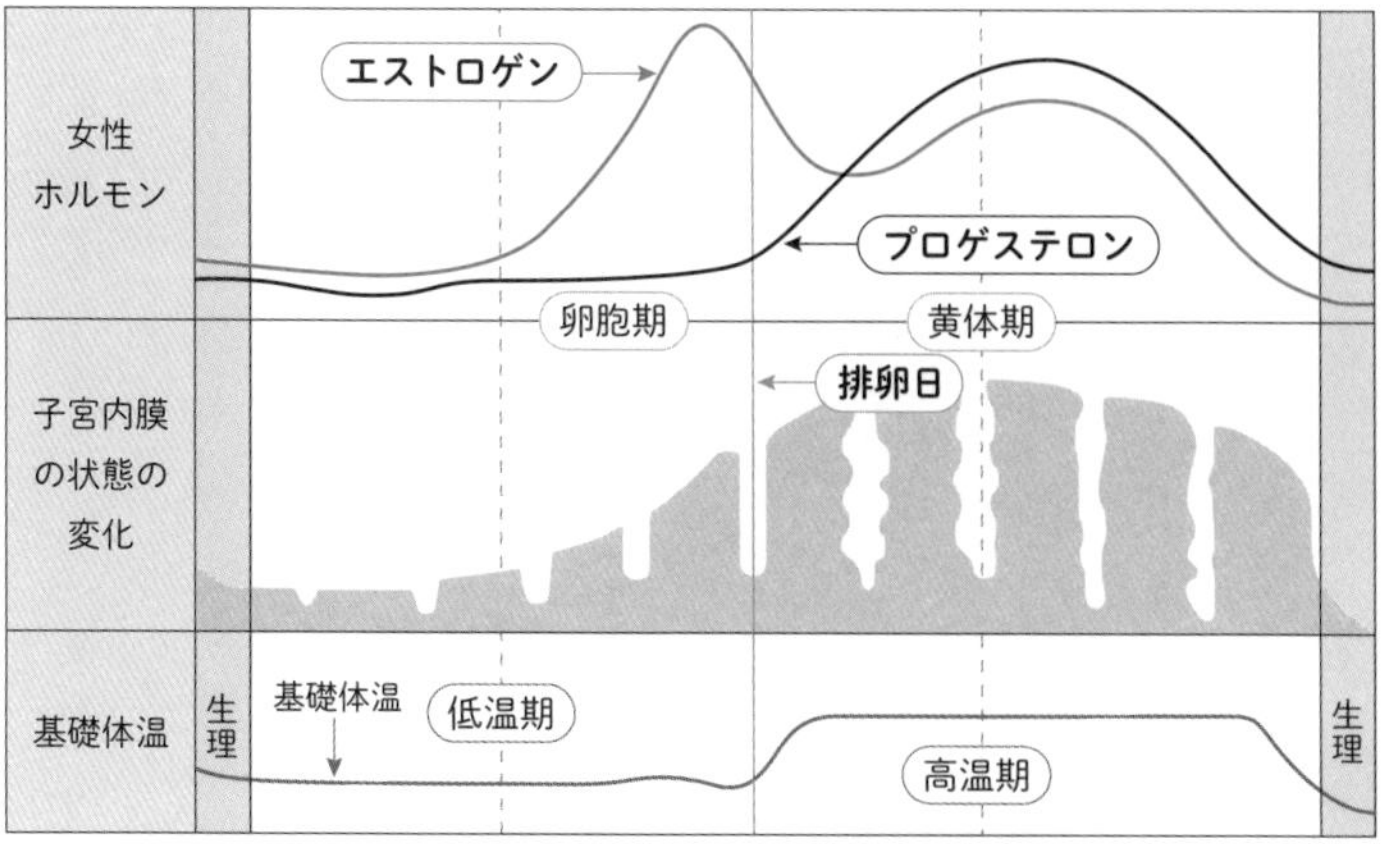

女性ホルモンと子宮内膜、基礎体温の変動

にしていいたいのは、ホルモンはむやみに増減させるものではなく、**バランスこそが命**だということです。上の図を見てください。10代のときに保健体育の授業などで見たことがあるはずですが、なかなか頭に入ってきませんでしたよね。でも生理と長年つき合ってきて、この先、子どもをもうけることがあるかもしれないみなさんなら「自分のこと」として見られるのではないでしょうか。

基礎体温が図のような線を描き、生理が約28日サイクルで訪れていれば、卵巣機能が正常で、それにともないホルモンがバランスを取りながら増減し、排卵も起きていると判断できます。乱れが見えたら、それは身体からのサインです、注意してください。

身長160センチなら47キロ〜64キロの間を目指す

ホルモンが図のような増減をしなくなる原因のひとつに、体重があります。やせすぎだとエストロゲンを分泌するための体脂肪が少なすぎて生理不順になりやすく、太りすぎていると今度はエストロゲンの量が多すぎて、やはり生理不順になります。たとえお肌がツヤツヤでも、これはよい状態ではありません。

日本社会には、やせ願望が根強くあり、メディアに登場する女性はほとんどがとてもスリムで、見る人に「そうでなければいけない」という考えを植え付けます。私たち医師は警鐘《けいしょう》を鳴らしていますが、それは「むやみに太れ」という意味ではありません。**標準体重をキープしてほしい**のです。

体重が肥満か、標準か、やせかはＢＭＩで判断します。「体重kg÷(身長m)²」で、割り出し、18・5〜25未満なら標準体重です。身長160センチならば、約47キロ〜64キロ。これは〝病気になりにくい身体〟であることを意味します。ホルモンのバランスも崩れにくいでしょう。

やせすぎが女性の身体に悪影響を及ぼす——世界ではこれが常識となりつつありま

す。**フランスでは2017年に、BMIが18を下回るモデルの活動を禁じる法律**ができました。その体型にあこがれる女性たちへの影響力を考えてのことですね。

また、生まれてくる赤ちゃんの体重とお母さんの体重にも相関関係があります。日本人の出生体重が減りつづけているのは、母体のやせ願望が強いことも関連しているといわれています。

ストレスもまた、ホルモン分泌に大きく影響します。ストレスをまったく感じないまま現代社会を生きている人はほとんどいないでしょう。仕事や家庭、人間関係、そして生理そのものがストレスという人も多いですね。体調不良からストレスが生じ、それがまた体調不良につながる悪循環……。ホルモンの分泌サイクルが崩れると、生理不順が起きやすくなります。ニキビやむくみといった形で表れる人もいます。

健康美というと、どこかつまらなく野暮ったい印象を持たれるかもしれませんが、女性ホルモンを中心に女性の身体を見ると、それがベストな状態なのだとわかります。バランスのとれた食事、適度な運動、十分な睡眠をとり、ストレスの少ない状態を心がけ、それによってホルモンバランスを崩さない。必要があればピルなどでコントロールする。ホルモンと上手につき合ってください。

Q. 更年期 ホットフラッシュ 閉経

30代半ばをすぎて体調が悪い…。プレ更年期ですか？

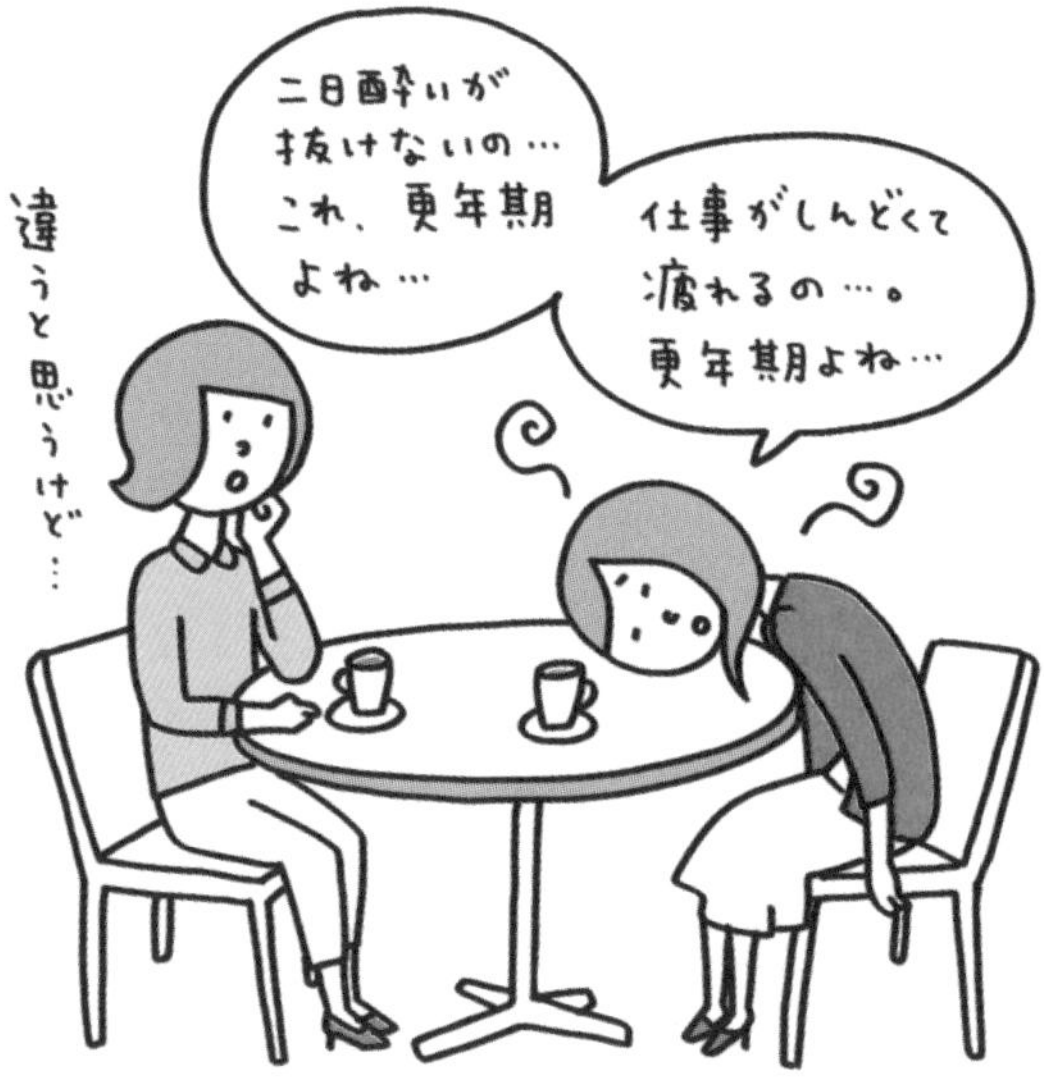
違うと思うけど…
二日酔いが抜けないの…これ、更年期よね…
仕事がしんどくて疲れるの…。更年期よね…

A.

プレ更年期という言葉はありません。更年期は40代半ば。

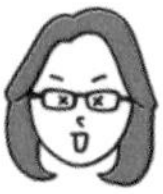

更年期とは、40代半ばぐらいから女性ホルモンの分泌が急激に減る時期。

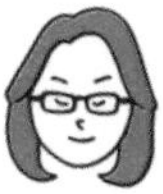

30代で不調が出たなら、更年期と決めつけずほかの原因がないかを考えて。

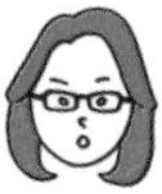

ホットフラッシュや倦怠感、うつ状態。更年期障害が出るのは、2人に1人。

30代で更年期を心配する必要はナシ

更年期という言葉が常識として知られるようになり、まだその年代ではないのに不安に駆られている人が増えています。女性向けメディアでは「プレ更年期」「若年性更年期」という言葉が頻出しています。私もクリニックで「最近調子が悪くて。プレ更年期ですか？」と30代半ばの女性から相談を受けることがしょっちゅうです。

女性ホルモンは、生涯を通じて常に出ているわけでなく、左ページにあるようにライフステージによって変化します。第二次性徴がはじまると分泌がはじまり、初潮を迎え、20～40代の性成熟期には安定して分泌されます。それが40歳を過ぎたあたりから急激に減りはじめ、平均50歳で閉経すると、ほとんど出なくなります。

45歳を中心とした前後5年くらいの時期を「更年期」というので、30代半ばで心配するのは的外れ。プチ、プレ、若年性というのはメディアが勝手に付け加えた言葉です。生理不順があればまれではありますが早発閉経の可能性はありますし、そうでなくとも**ホルモンバランスの乱れにより不調をきたしている**とも考えられます。30代なら更年期と決めつけるのではなく、原因を正しく見定めましょう。

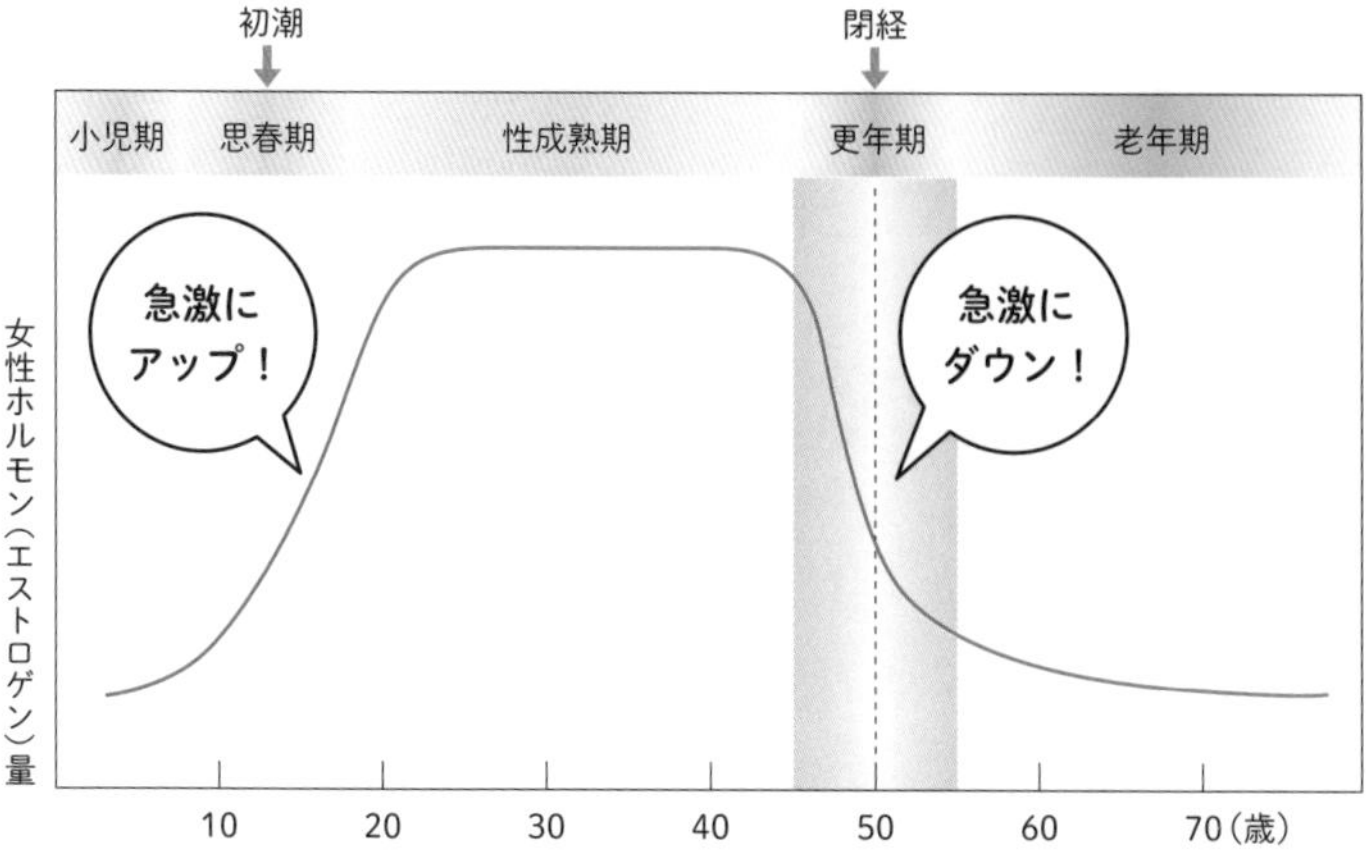

女性の一生と女性ホルモンの分泌量

更年期にはあらゆる不調が起こり得ます。ホットフラッシュといわれるのぼせを筆頭に、肩こり、疲労感、頭痛、腹痛、腰痛、不眠、イライラ、動悸、息切れ、うつ状態、不安感、めまい……全部一度に押し寄せたら大変ですね。これらを更年期障害といいますが、これが出るのは**2人に1人程度。**更年期はもれなく訪れますが、たいした症状もなく「気づいたら閉経」という人もいます。

不公平だと思われるかもしれませんが、つらい症状に対処する方法はあり、86ページ〜に詳しく記します。

なお、**男性も50歳前後から更年期障害が起こる人もいます。**女性と同じような症状が起きますが、やはり個人差が大きいです。

Q. 閉経 コレステロール ホルモン補充療法

閉経は女性として終わりのサインなんですか?

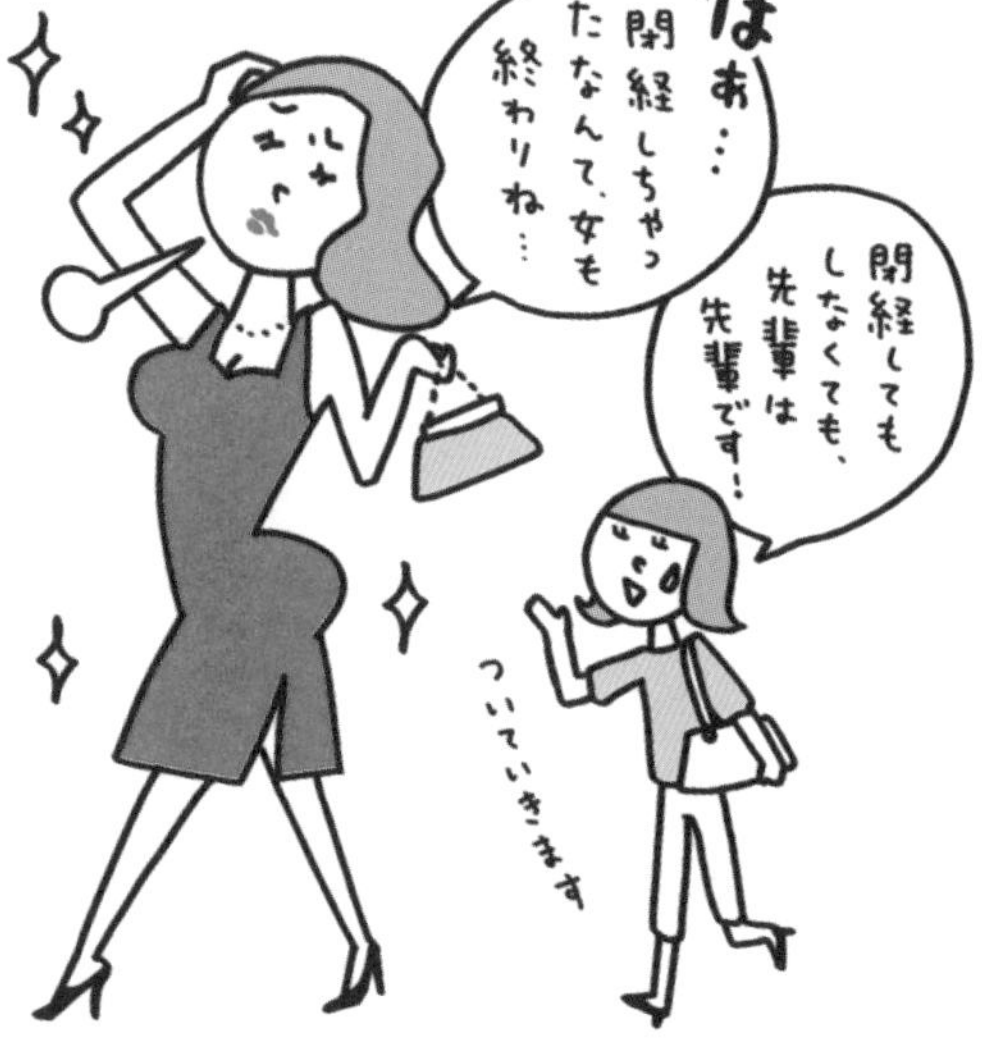
はぁ…閉経しちゃったなんて、女も終わりね…
閉経してもしなくても、先輩は先輩です!
ついていきます

A.
女性性に
変化はないけど、
健康面に変化あり。

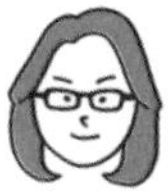

閉経してもしなくても、自分が女性と
思うのなら、いつまでも女性です。

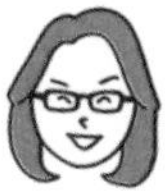

ホルモン補充療法をすれば、更年期
からゆるやかに老年期へと移行できます。

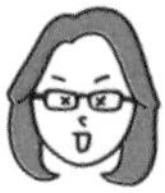

女性ホルモンが分泌されないと、骨や
血圧など健康に幅広く影響が出ます。

閉経すると、身体面には大きな影響が出る

閉経は「女性としての人生の終わり」と見られがちです。女性という性を生殖のためだけのものとしてとらえるなら、妊娠、出産をする身体には終止符を打つことになります。でも女性の人生はそれだけではありませんよね。

更年期で女性ホルモンの分泌が急激に減りはじめると、人によってさまざまな不調が出ることはすでにお話ししました。女性の身体は女性ホルモンが機能することで守られていた部分がたくさんあります。それが減り、やがて分泌されなくなるのですから、身体がこれまでとまったく変わらないというわけにはいきません。

女性ホルモンの減り具合がジェットコースターのように急降下であれば、心身がその変化についていけないのも道理です。そこで**「ホルモン補充療法」といって女性ホルモンを少量ずつ体内に入れる**ことによって、降下の角度をゆるやかにする方法があります。急激に減ると肌や髪に影響が出るので、美容目的でこの治療をする人もいます。飲み薬だけでなくシールのように肌に貼るタイプや塗り薬などがあり、保険適用なので費用もそれほどかかりません。忙しい40代～50代を更年期障害にわずらわされ

ずアクティブに過ごしたい人は検討してください。

そのためにも、この年代になって不調があったら病院で診てもらってください。必要に応じて**ホルモン検査をして、更年期のホルモンバランスかどうかを判断**します。具合の悪さはほかの病気の可能性もあるので、婦人科以外の科での見極めも必要です。卵巣がんや子宮体がんは50～60代に多い病気です。閉経したら婦人科と無縁になるということはないので、相談しやすいクリニックを見つけておくといいでしょう。

閉経後は、これまで骨を作り、コレステロール値を調整し、血圧を下げていた女性ホルモンが出なくなるため、**高血圧や高コレステロール、骨粗しょう症になりやすく、**さらに代謝が落ちるので体重も増加しやすくなります。このときになって、女性の身体は女性ホルモンに守られていたのだなぁと実感できるでしょう。肌や髪だけでなく、粘膜もかわきやすくなります。それにより性器周辺にかゆみが出たり、セックスのとき痛みを感じやすくなります。ホルモン補充の継続がこうした症状を緩和しますし、対症療法もあります。

閉経はネガティブなイベントではなく、ライフステージがひとつ先に進んだのです。閉経後も人生はつづきます。**生理から解放されたぶん、自由が待っています。**

Chapter

3

妊活

のほんとう

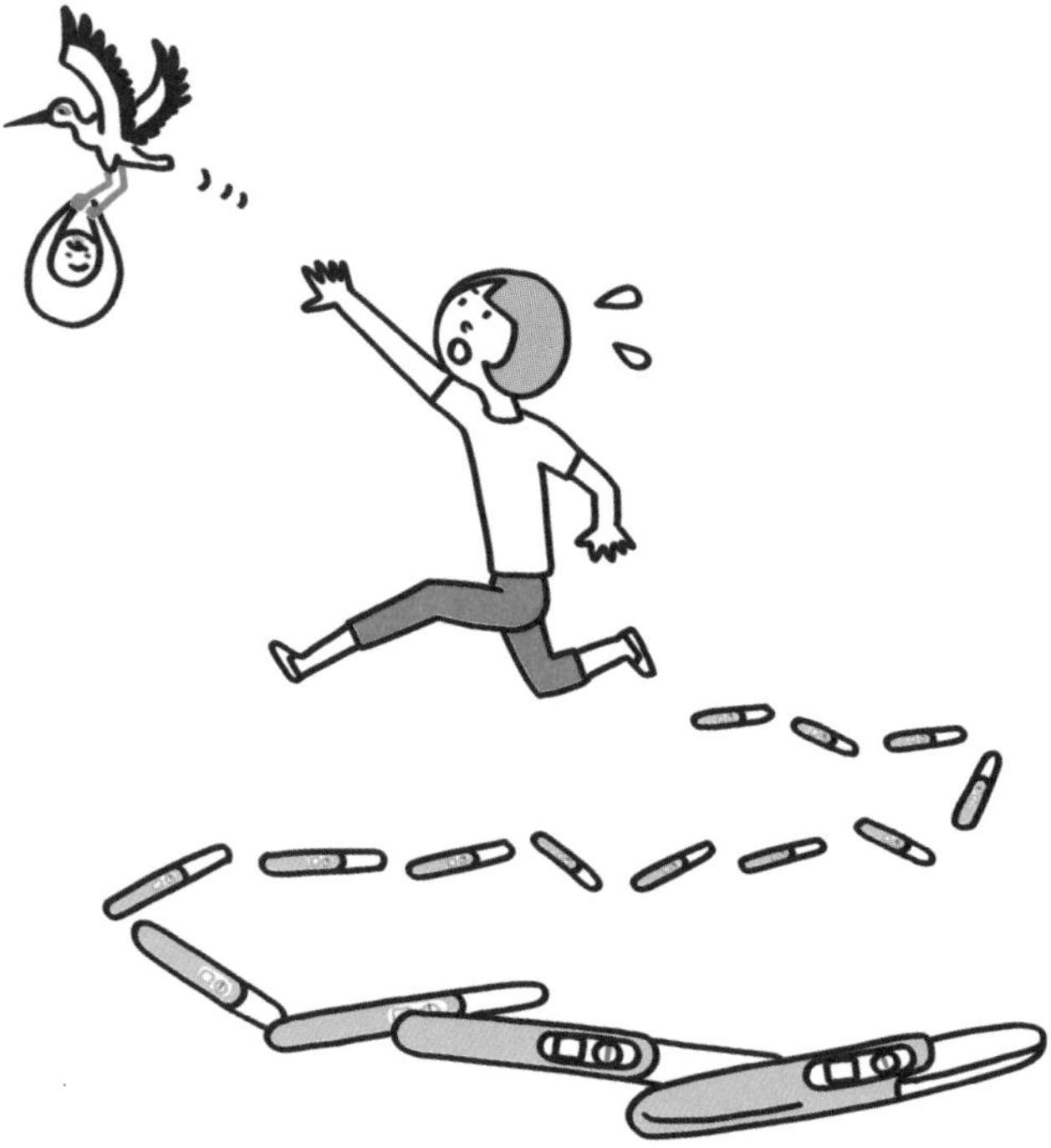

妊娠までの遠回りは避けよう

赤ちゃんを授かりたいとき、
誰もが妊活をしなければいけない
ということはありません。
けれど、仕事にプライベートに
充実した時間を過ごす女性が多い現代、
「いつ産むか」を考えますよね。
「いつまで産めるか」が
気になる人たちも少なくありません。
妊娠も出産も、思いどおりになる
ことばかりではありません。
しかし間違った情報に振り回されて
妊娠までの遠回りをしてしまうのは
あまりにもったいないことです。
特別なことはしなくていい、
妊活の基本を知っておきましょう。

Q. 排卵 基礎体温 標準体重

将来、妊娠するために今のうちからできることは？

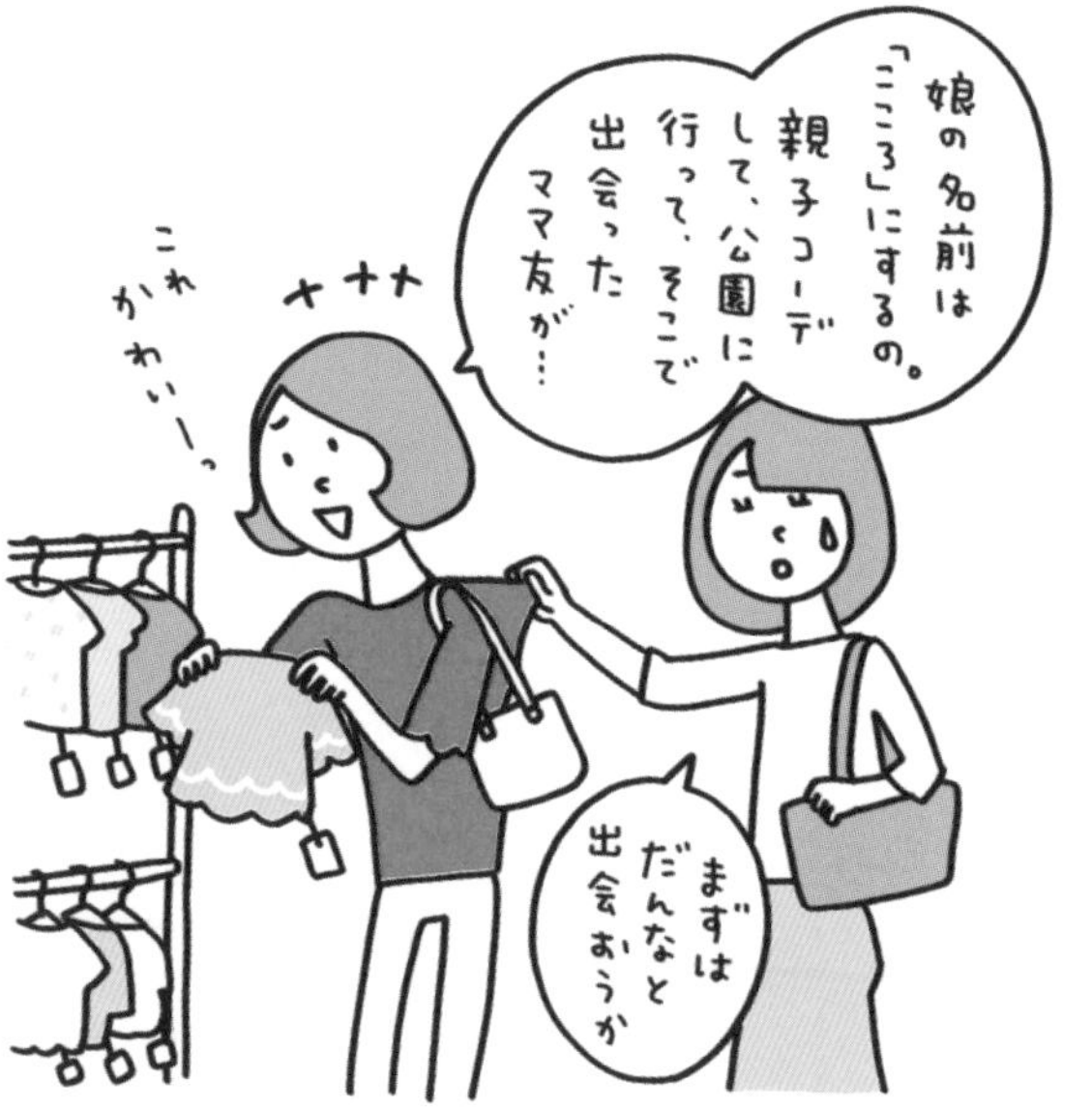
これかわいーっ
娘の名前は「こころ」にするの。親子コーデして、公園に行って、そこで出会ったママ友が…
まずはだんなと出会おうか

A.

まずは基礎体温を記録して、排卵の有無をチェック！

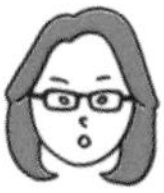

排卵がなければ妊娠はむずかしい。
一度基礎体温をつけて排卵の確認を。

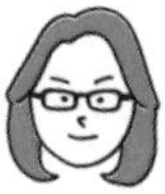

ホルモンバランスを保つためにも、
標準体重をキープしましょう。

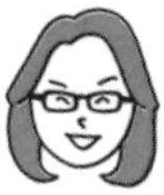

妊娠しにくくなる病気がないか、
婦人科で定期的に確認！

将来妊娠するために今からやっておける4つのこと

「将来、妊娠できる身体かどうか、検査しておきたいです」

そう言ってクリニックに来られる方は多いです。いまは、子どもを産む予定がない。仕事が忙しい。あるいは、まだパートナーがいない。でも、将来産めるかどうかは知っておきたい。

でも、「妊娠できるかどうかは、妊娠が成立してはじめてわかること」なのです。各種検査をして「妊娠しづらい可能性がある」という、不妊の原因を見つけることはできます。でも、それでも妊娠する人はします。逆に、妊娠を邪魔するような要素が一切見当たらないのに、なかなか授からない人もいます。**医療によって人体のすべてがわかるわけではありません。**結果論、というと乱暴に聞こえるかもしれませんが、**妊娠できるかどうかを妊娠する前に知る方法はない**のです。

それでも、やっておけることはあります。これから紹介することはいずれもそこそこ時間がかかるので、早めにはじめておくに越したことはありません。

まず一度は、**基礎体温をつける**こと。妊娠するためには、排卵が必須です。ちゃんと排卵しているか、ホルモンが正常に分泌されていそうかを、自分で調べます。

枕元に婦人体温計を置いておき、目が覚めてすぐに検温します。体温を記録するには、スマートフォンのアプリなどを利用すると便利です。79ページの図のような体温の上下があるかどうかを確認しましょう。グラフどおりでなく少々ガタガタしていても心配いりません。高温期と低温期が分かれているのが見てとれれば十分です。

最低でも3カ月ぐらいはつづけてください。いざ本格的に妊活をはじめようとなったとき、直近3カ月ぐらいの記録があると病院で相談するときにとても役立ちます。基礎体温の記録は、医師からすると情報の宝庫です。

基礎体温の話になると、「寝起きが悪いから」「起きる時間が不規則なので」という理由でつけられないという人が必ずいますが起床時間は多少まちまちでもかまいません。継続してつけてさえいれば、医師には参考になります。1、2日間サボってしまう日があっても、だいたいの傾向はつかめます。

次に、**標準体重をキープしておく**こと。第2章で、ホルモンの正常な分泌、そして排卵には体重が深く関わっていることをお話しました。標準体重を大きく上回っている人も下回っている人も、体重というのは短期間で簡単に増減できませんから、長期的に取り組みましょう。

ピルは将来の妊娠のために一石二鳥

3つめに、**婦人科で検診を定期的に受け、病気がないかを確認**し、病気と診断されれば医師とよく相談することです。第4章で詳しくお話しますが、子宮内膜症や子宮筋腫は20~30代にもよくある病気で、不妊の原因となります。たとえば子宮筋腫の治療には、手術で筋腫を取り除くという選択肢がありますが、術後にまた筋腫ができて本格的に妊活するころには大きくなっている……ということもあるので、医師に自分の状況を詳しく伝えて、一緒に治療法を考えましょう。

けれど、なるべく病気にならないのが一番なので子宮内膜症の予防のためにピルなどのホルモン療法を若いうちから行うのがお勧めです。毎月排卵し、子宮内膜を作ってはがすのは、子宮にも卵巣にも負担です。さらに、月経血が卵管を通って腹腔内（おなかの中）へ逆流することも、内膜症の原因となります。いますぐの妊娠を望んでいるのでなければ、毎月の排卵は止めたほうが吉。**ピルで卵巣を休ませ、病気を予防**

する。一石二鳥です。

性感染症の検査も定期的に行ってください。一度でもセックスの経験があれば、感染の可能性は誰にでもあります。コンドームをしていても感染する病気もあります。また、たとえばクラミジア感染症のように、自覚症状が出にくいのに卵管を閉塞させて不妊の原因になる病気もあります。これでは、せっかく受精しても卵が子宮まで移動できません。クラミジアは感染者がわかっているだけでも年間3万人前後いるので[*6]、不妊原因としても大変多いのです。

最後に、**喫煙の習慣がある人は禁煙して**おきましょう。これも、やめようと決心してすぐに禁煙できるものではありませんよね。どのみち妊娠すると、タバコは完全に断つことになるので禁煙外来に通うなどして早めにやめておくのが得策でしょう。妊活にとってのみならず、美容にも健康にも百害あって一利なし。受動喫煙にも気をつけてほしいところです。

いつか妊娠したい、という段階であれば、あれこれしなきゃと心と身体を忙しくするのではなく、いまの自分を健やかに、快適に過ごすことを第一に取り組んでほしいと思います。いま紹介したなかに、気をつけておいて悪いことは何ひとつありません。

Q. 温活　サプリ　骨盤

妊娠しやすくなる食べ物、生活習慣、教えてください。

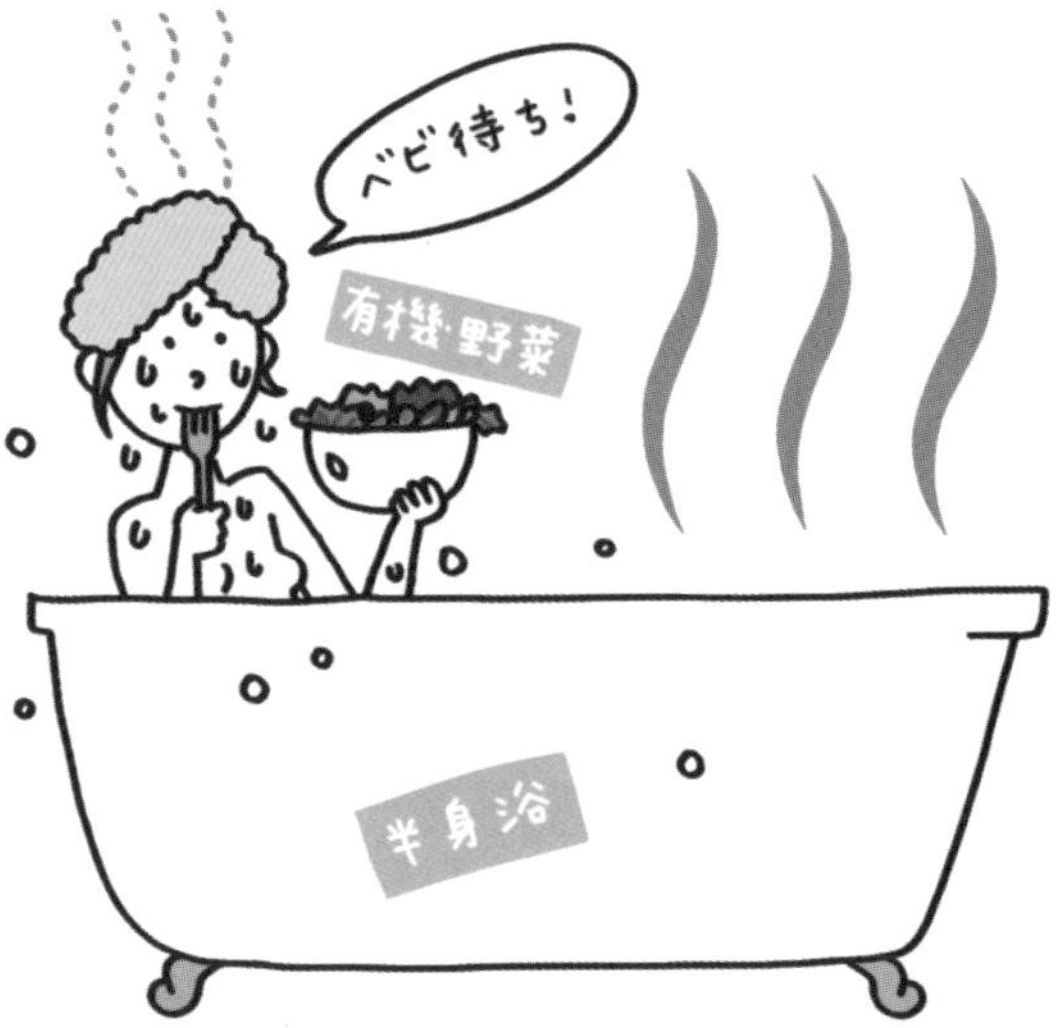

A.

妊活情報は
デマが多いので
振り回されないで！

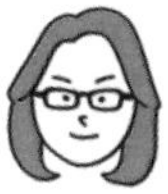

妊娠しやすくなる食品はありません。
コーヒーも添加物も心配ナシ。

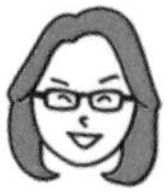

温活は、ほどほどに。過度にあたためず
自分が快適と思う状態が一番です。

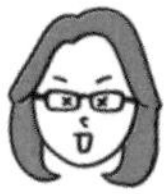

骨盤と子宮の関係、妊娠率に
医学的な根拠はありません。

間違った情報を信じると、妊娠まで遠回りになることも

ちまたには妊活についての情報があふれていて、真面目な人ほど振り回されています。しかし情報が全部正しいとはかぎりません。クリニックでも「○○って書いてあったので実践しているんですが、なかなか妊娠しなくて」という嘆きの声をよく聞きます。ここからは定番の質問について、ひとつひとつ解説していきましょう。

●妊娠しやすくなる食品、避けたほうがいい食品はありますか？

特定の食品が妊娠のしやすさを左右するということは、ありません。栄養素はいろんな食品から摂ることで身体に吸収されやすくなります。「妊娠しやすくなる」と聞いたものだけをたくさん食べると偏《かたよ》りが出て、逆効果になりかねません。

摂取してはいけないものとして、多くの人が気にしているのは添加物、カフェイン、お酒です。添加物は食品に使われる前にたくさんの検査をクリアして「健康に影響がない」という結果のものだけが採用されています。生殖器や卵子に影響を及ぼすこともないので、常識の範囲内で摂取するぶんには、まったく気にしなくてもいいです。

添加物を多く摂取すると赤ちゃんに障害などの影響が出るというのも、同じ理由から気にしなくてかまいません。妊娠してから、「コンビニ弁当ばかりだったんですけど、赤ちゃんは大丈夫ですか？」と心配する女性もいます。忙しい現代人、コンビニのお弁当がつづくときがあってもいいじゃないですか。平日がそうなら、週末は野菜たっぷりの食事を家で作るなど、1週間のなかでバランスを取りましょう。

カフェインとアルコールは、量によっては影響がありえます。アルコールは妊娠後は摂取できないのでなるべく早く子どもがほしい、いつできてもいいという人は、ゼロにしないまでも量を減らしたほうがベターです。

●冷えると妊娠しにくいんですよね？

女性の不調をすべて冷えのせいにする風潮により本当の原因を知る機会を奪われる現状があります。たとえばなかなか妊娠しない女性が、あたためて「妊活」をしても、原因が子宮内膜症や卵管閉塞であれば妊娠には至らないでしょう。「温活」は病気に何の効果もないですし、時間が経つほど病気が進行する可能性もあります。時間を無駄にし、年齢だけを重ねたと知ったとき、悔やまないといえる人がいるでしょうか？

妊娠中も同じで、冷えを気にするあまり夏でもお腹、腰、足にカイロを貼って通院してくる妊婦さんがいます。本人は汗をだらだら流していて熱中症が心配されますし、子宮はもともとあたたかい場所なのに、さらに血流であたためられ、赤ちゃんものぼせてしまいます。寒い時期や冷房が効きすぎた室内で冷えている状態は快適ではありませんから、そのときは積極的にあたためましょう。けれど寒いと感じていないときに、あたためる必要はありません。自分自身の体感を、大事にしてください。

サプリは飲んだほうがいいのでしょうか？

妊娠の可能性を高めると専門家のコンセンサスが得られたものは、現在のところありません。食生活のバランスが悪いとき、補充するためにサプリを摂取するのは構いませんが、妊娠には関係がないことだけは覚えておきましょう。

ひとつだけ、妊娠前から飲んでおいてほしいサプリがあります。「葉酸《ようさん》」のサプリで、これは赤ちゃんの発育に必要な栄養素で、赤ちゃんの神経系の病気の一部を減らすことができます。お母さんが妊娠に気づく前からこの栄養素が必要になるので、近いうちに妊娠を希望しているなら、市販のサプリを購入してすぐに飲みはじめてください。これは妊娠成立後に必要な栄養素であって、妊娠するかどうかとは関係ないので、ちゃんと区別してくださいね。

●骨盤の歪《ゆが》みは治しておいたほうがいい？

骨盤が歪むと内臓が下垂し子宮が押しつぶされ形も歪むので、着床しづらくなるといって勧誘する整体やヨガがあります。しかし、そもそも骨盤にかぎらず身体のほとんどの部位は左右対称ではありません。左右の傾きは多少あっても何の問題もありませんし、交通事故で強い衝撃を受けたりしなければ〝歪む〟ことは考えにくいです。

にもかかわらず、骨盤の歪みが女性の不調全般の原因とされ、妊娠のしやすさに関わるようにいわれるのは、「冷え」と似ています。翻弄されないようにしましょう。

妊娠までの近道のつもりが、実は遠回りし、時間をロスしてしまった……。そうならないためにも、それが本当に必要なのか、事前に婦人科の医師に聞いてみましょう。

また、実際に妊活をはじめる前には、風疹・麻疹の抗体測定かワクチン接種をしておくようにしましょう。

Q. 排卵 セックス シリンジ法

確実に妊娠するため排卵日を正確に知りたい！

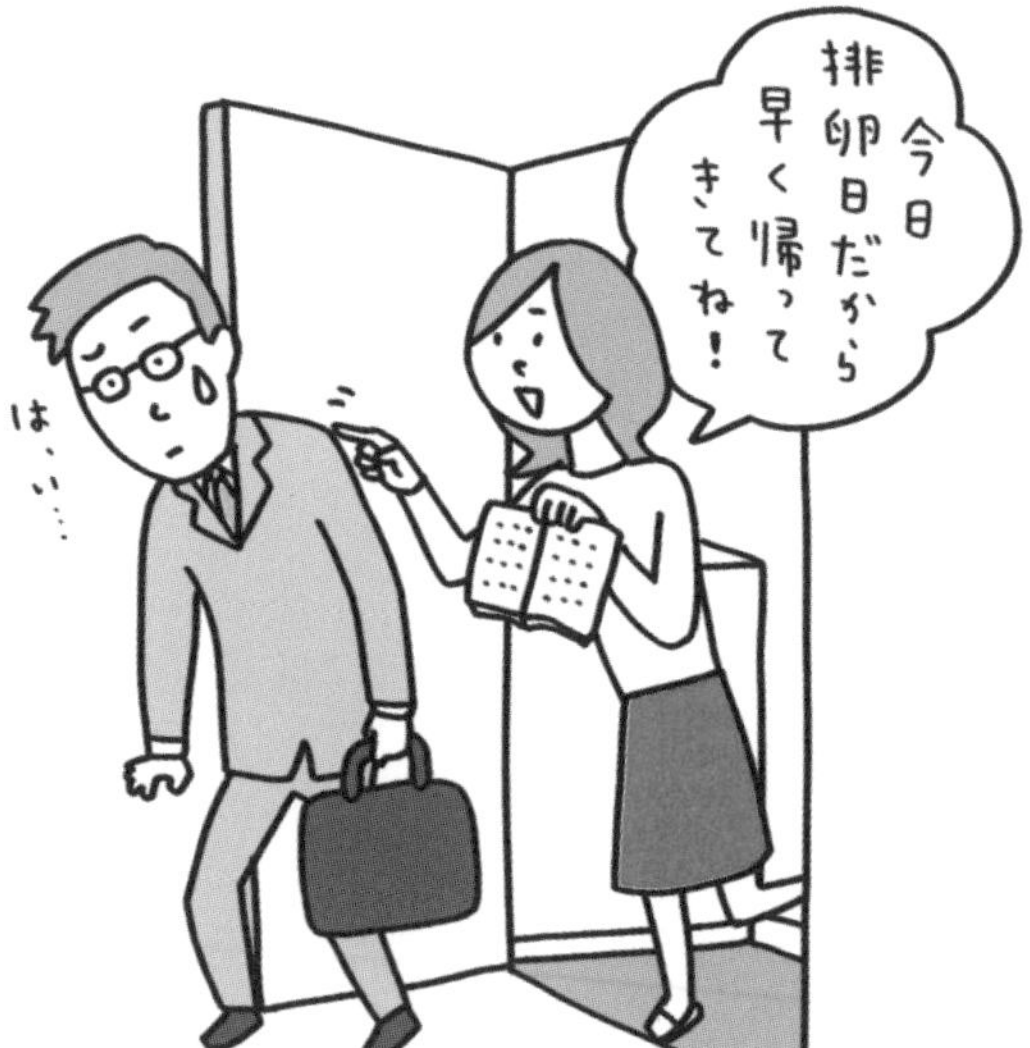

A.

ピンポイントで
排卵日を狙うのは
お勧めしません。

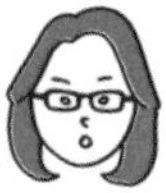

排卵日は病院で検査しても
「だいたい」しかわからないものです。

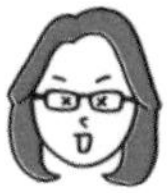

排卵日セックスは、パートナーが
プレッシャーに感じるので逆効果…。

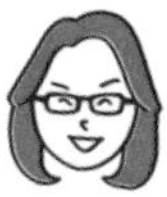

たくさんセックスして、受精率UP！
パートナーシップも育みましょう。

2～3カ月だけでも週2～3回ペースを試してみよう

妊活に真面目に取り組んでいる女性ほど、「排卵日を特定して、パートナーとセックスをするのが効率的」と考えがちですが、その強い想いが、パートナーとのあいだに溝を作るケースを私はたくさん見てきました。「今日は早く帰ってきて！」といわれるとかえって家に帰りたくなくなる……。女性の排卵は月に一度、男性は常に射精できます。温度差があるのは、仕方がないかもしれません。

排卵日に〝だけ〟〝妊活として〟セックスするのは、本当に効率的なのでしょうか？

その前に知ってほしいのが、**排卵日を正確に特定するのはむずかしい**ということです。基礎体温表や排卵日予測検査薬、そしてホルモン値の計測によってできるのは、前後2日間ぐらいをあわせて「だいたいこのあたりが排卵日」というぐらいの予測でしかなく、厳密ではないのです。

できれば、排卵日に限定せず、日ごろからたくさんセックスしてください。男性が射精したあと、精子は約2～7日間ほど女性の体内で生きています。排卵が予想される日の1、2日前にセックスをしておいて、精子が子宮のなかで待機している状態を作ります。数日以内に女性が排卵すれば、卵子と精子が出会う可能性は高まります。排卵のタイミングが正確にはわからないので、いつ排卵してもいいように頻繁にセックスをしておく。つまり〝木を隠すなら森のなか〟作戦です。無事おめでたとなったときに「あのときの」と限定できないぐらいの頻度が理想です。

それってハードなのでは……と思われるかもしれませんが、男性からの話を聞いていると、実際には**「排卵日だけセックス」のほうがプレッシャーになっている人も多い**と感じます。なかには義務感だけで渋々応じる男性もいるようで、そんな相手とセックスするのは女性にとってもつらいことでしょう。

排卵日にこだわらず頻繁にセックスをしているふたりのほうが恵まれやすい――不妊治療専門の医師たちも口をそろえてこういいます。試しに2～3カ月だけでも、**週2～3回ペースでベッド・イン**する時間をとってください。でも大切なのは愉しむことです。何カ月も妊活することになるかもしれないので、生殖のためだけでなく、互いが満足できて仲が深まるようなセックスを追求できるといいと思います。逆にもし苦痛であれば、精液を採取して注射器のようなもので女性に注入する「シリンジ法」や、人工授精にトライするのもいいでしょう。

Q. 卵子老化 流産 卵子凍結保存

見た目が若ければ40代でも妊娠は可能ですよね？

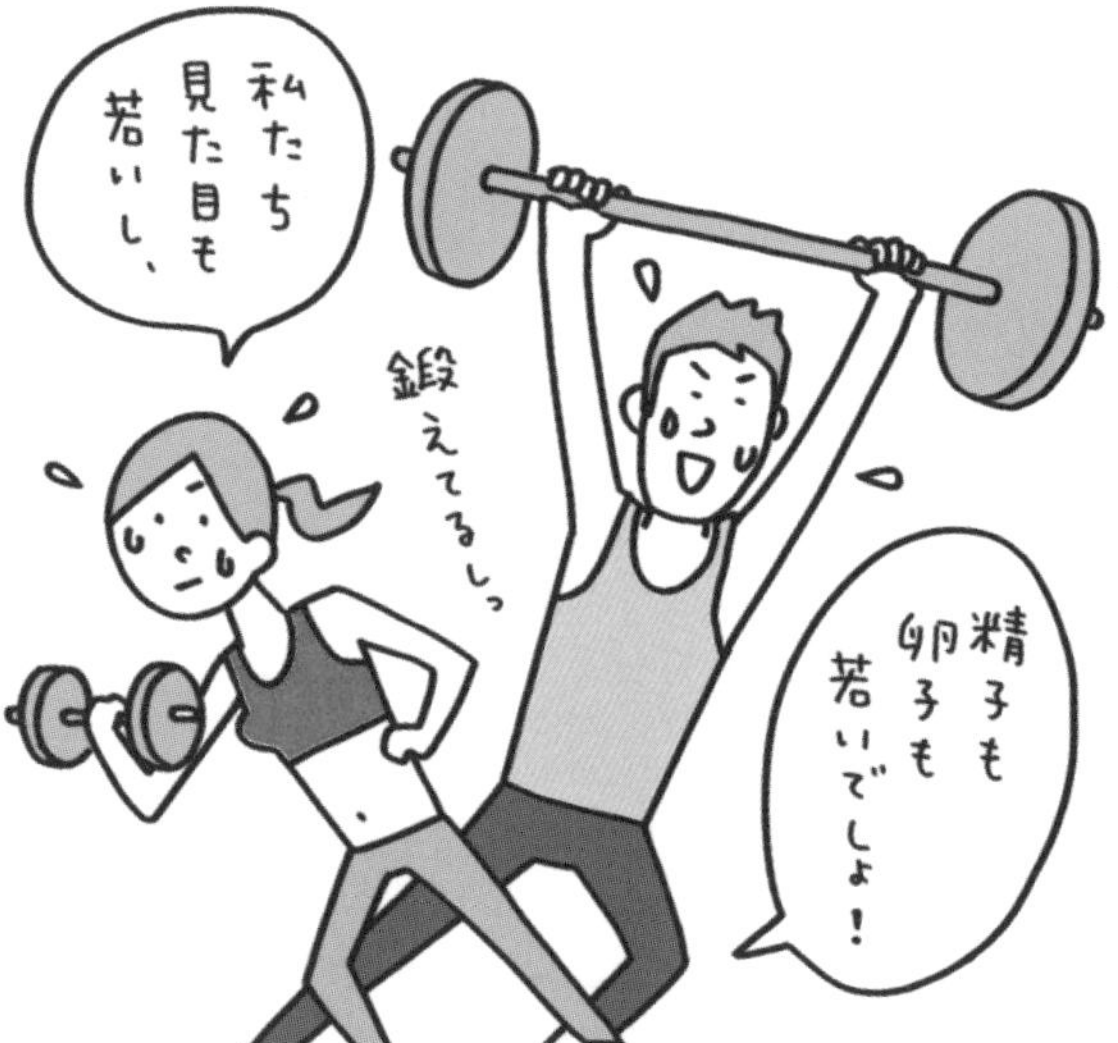
私たち見た目も若いし、
鍛えてるしっ
精子も卵子も若いでしょ！

A.

卵子の年齢は
外見とは無関係。
妊娠率は下がります。

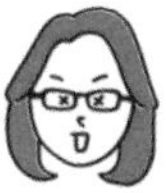

30代後半からはじまる、卵子の老化。
40代の出産率は、大幅に下がります。

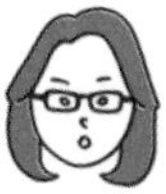

30代半ばなら、先延ばしにせず
具体的なライフプランを。

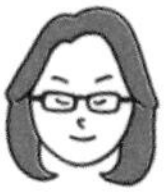

高齢出産で障害児が生まれる心配は、
確率を知ったうえで判断して。

35歳で焦らなくてもいい、でも具体的に検討を

妊娠しやすい年齢には上限がある。なぜなら卵子が〝老化〟するからだ――ひと昔前と比べて、このことはだいぶ知られるようになってきました。それにともない、自分はいつ産むのか、何人産むのかを早いうちから意識的に考える女性が増えたことはとても喜ばしいと思っています。けれど**「卵子老化」の一点だけが取り沙汰され、正しく認識されていない**と感じることもあります。たとえば、「30代後半になったら、卵子が老化するからもう産めない」と最初からあきらめたり、高齢出産では障害児が生まれる可能性が高いと知って妊娠をためらったりする女性は少なくありません。

一方で、40代半ばでも産めるというイメージも根強いと感じます。その世代の芸能人の出産ニュースを見て希望を持つのですね。しかしそれは、ニュースとしてのインパクトが大きいからです。45歳の芸能人の出産は、28歳の芸能人の出産よりも印象に残ります。だから「結構いる」と感じるのであって、絶対数は多くありません。

高齢出産という語はよく耳にしますが、日本産科婦人科学会では35歳以上で初めて出産する女性を「高年初産婦」と定義しています。35歳を過ぎるといきなり妊娠、出

産の様相ががらりと変わるわけではありませんが、そのくらいの年齢を境にして気をつけないといけないことや、高まるリスクが出てくるということです。

35歳は、「卵子が急激に老化」しはじめる年齢ともいわれています。婚活市場では「35歳以上の女性は子どもができないから、結婚対象外」と考える男性も少なくないと聞きますが、ひどい話です。35歳はまだ、産める可能性が低くはない年齢ですが、「仕事も趣味もやりたいことがいっぱいだから、子どもを持つのはまだ先でいい」と深く考えないまま先送りしていい年齢でもありません。いずれ産みたいのであれば、焦る必要はなくとも、時期などを具体的に検討しはじめたほうがいいでしょう。

妊孕力《にんようりょく》、つまり妊娠しやすさを年齢別に示した113ページの図を見てください。40歳になると階段を一段飛ばしたような減り方をしているのがわかります。注意してもらいたいのは、このグラフには「出産できたかどうか」が反映されていません。実は40代でも妊娠すること自体はそれほど少なくないのです。けれど、妊娠を維持して出産までいたるとなると数がぐっと減ります。日本で一年に出生する約86万人の新生児のうち、**母親が40歳以上の割合は約6%、45歳以上となると1%以下**[*7]です。

なぜ出産まで至らないかというと、流産率が上がるからです。流産自体は、どの世代でもめずらしいものではありません。一般に思われているよりも実は多く、「生理が重かったのか、ドロッとしたかたまりのような経血が出た」と女性自身が流産を認識できないことも多いくらいです。

40歳の流産率は約4割にものぼる

これには、加齢によって変化した卵子が大きく影響しています。先ほど35歳という数字を出しましたが、その前後の年齢から卵子の老化による影響が現れやすくなります。老化といっても、高性能な顕微鏡で見ても、卵子がシワシワになったりサイズが小さくなったりするわけではありません。変化はもっと小さなところで起きています。染色体の本数の異常が増えるのです。そうした卵子は、精子と出会っても受精しないことが多くなります。もし受精したとしても、受精卵が子宮内で着床しないか、着床してもいずれかのタイミングで流れていきます。**40歳の流産率は約4割**[*8]といわれています。これは年齢を重ねるたびにさらに上がっていきます。流産すると自分を責める女性が多いのですが、気をつければ防げるというものではありません。

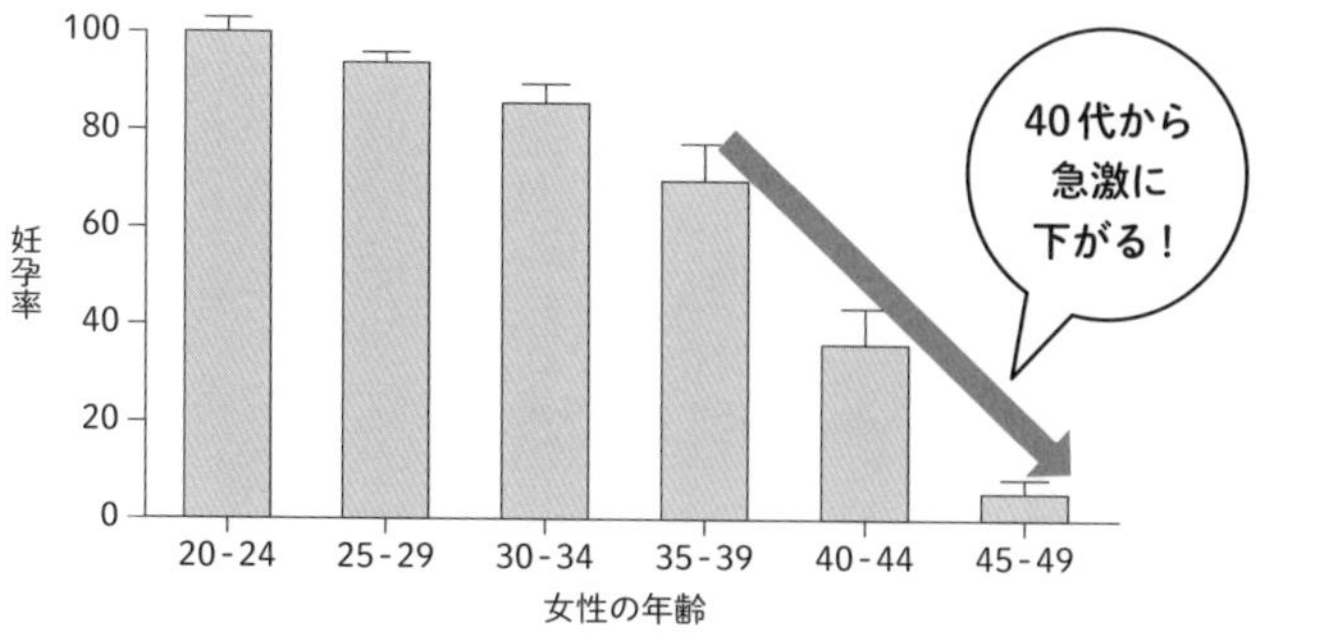

妊孕率は、女性1,000人あたりの出生数（17〜20世紀のアメリカ、ヨーロッパ、イランなど10ヶ所のデータ：Henry, L.(1961). Some data on natural fertility. Eugenics Quarterly, 8(2), 81-91.）を元に、20〜24歳を100％として計算した。年齢の増加に伴い（特に35歳以降）妊孕率の低下が認められる。データは平均±標準偏差で示した。

出典：一般社団法人日本生殖医学会

女性の年齢による妊孕率（妊娠しやすさ）の変化

また、高齢出産で「障害児が生まれる」と心配する人も多いです。

母体年齢によって増える赤ちゃんの先天的な病気はダウン症候群（21トリソミー）、18トリソミー、13トリソミーの3つが主で、すべて染色体の本数が通常より一本多い病気です。母体年齢とともに確率は増えますが、妊娠人口は若い人の方が多いので、染色体異常の赤ちゃんの数自体は高齢出産じゃない母親から生まれてくる方が多いです。また、染色体に関係のない病気には、母体年齢は関係ありません。

ダウン症の赤ちゃんが生まれる確率は25歳：約0・08％、35歳：約0・26％、40歳：約0・94％、45歳：約3・3％——この数字*9

をどうとらえるかは、人によるでしょう。20代で産めば0・1%以下、これを心配する人はあまりいないですよね。では、40歳で約1%という確率は？　それを不安視して妊娠をあきらめるには、低い数字ではないでしょうか。こういった事実を知っておかないと、高齢出産＝ダウン症と結びつけた自己責任論や偏見を産んでしまいます。

これ以外でも子どもの障害の原因は、女性だけにあるわけではなく、原因不明の場合も多いものです。両親、祖父母とさかのぼって原因探しをしたところで、子どもの成長にいい影響を及ぼさないでしょう。健康で元気な赤ちゃんを望むのは当然のことですが、そうでない場合を**心配してあきらめるのは、本末転倒**だと私は思います。

「今、産めない」なら卵子を凍結保存しておく方法も

私が子どものころの記憶にある40代女性より、現在の40代女性ははるかに若く見えます。アンチエイジングのためのケア用品が充実しただけでなく、社会に出て自分で選んだ人生を生きていく女性が増えたのも影響しているでしょう。しかし、見た目に気を使い若々しさを保っても、残念ながら加齢による卵子の老化は止められません。

クリニックを受診した女性から、卵子を若返らせると謳《うた》うサプリを見せてもらったことがあります。こうしたものはすべて根拠がないものと思ってください。残念ながら卵子の若返りの方法は見つかっていないのです。

卵子の時間は巻き戻せませんが、**卵子を凍結保存することによって加齢による変化を一時停止することはできます。**受精卵がメインですがパートナーが決まっていなければ未受精卵を凍結することもできます。排卵誘発によって1個〜複数個できた卵子を採卵し、それをマイナス200℃前後で凍結します。いうなれば不妊治療における体外受精の途中までを、ひとりで行っておくことになります。妊娠したいときは解凍し、精子と合わせて受精卵にしてから女性の子宮に戻します。30歳で採卵すると、38歳のときに体外受精するときにも、卵子は30歳のときの状態のまま。理屈からいうと妊娠率は上がりますが、絶対妊娠すると保証するものではありません。

妊娠はひとりでできるものではありませんし、**「高齢になる前に早く作らないと！」と他人がいうのは余計なお世話**です。しかし、自分が欲しいのかどうか、いつ欲しいのかを掘り下げながらライフプラン全体を考えるのはいいことだと思います。

Q. タイミング法 体外受精 顕微授精

最終的には
不妊治療すれば
授かりますよね？

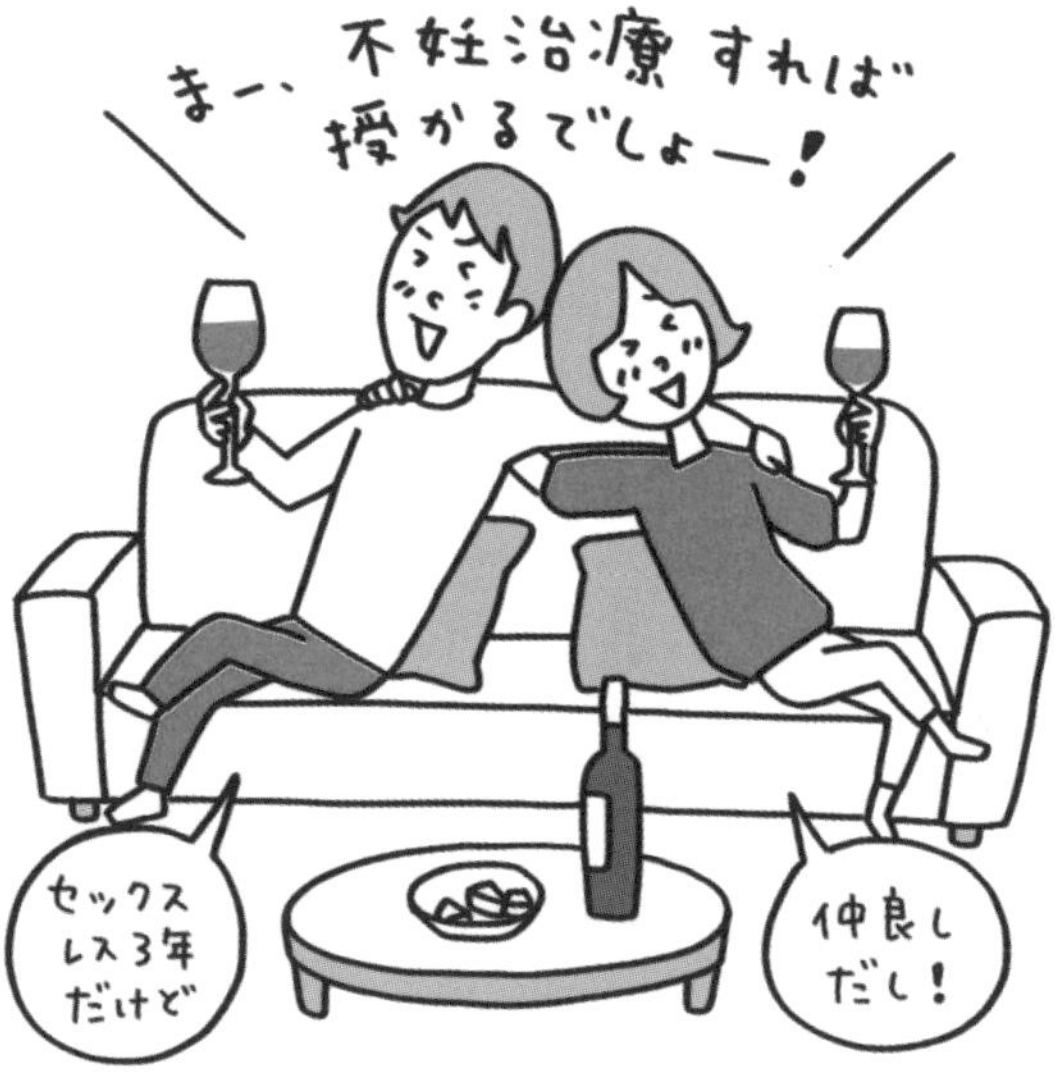
まー、不妊治療すれば
授かるでしょー！
セックスレス3年だけど
仲良しだし！

A.

不妊治療は必ず妊娠すると保証するものではありません。

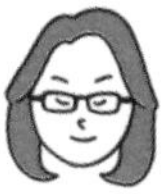

卵子と精子が出会うまでをお手伝いするのが、不妊治療です。

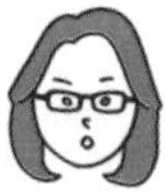

体外受精による35歳の出産率は20%弱、40代の出産率は10%以下。

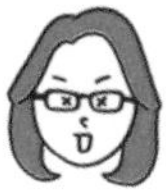

体外受精でも、卵子や精子の老化による影響は、防げません。

まず「タイミング法」や「シリンジ法」、次に高度生殖医療

不妊治療は、赤ちゃんを必ず授かると保証するものではありません。いきなり厳しい現実をつきつけたかもしれませんが、最初に知ってほしいのは、**不妊治療とは「なんらかの理由で出会えない卵子と精子を出会わせる」治療**であるということです。

現在は、「自然妊娠にトライして1年（35歳以上は半年）授かることがなかったら、不妊治療を」といわれています。昨今はメディアの影響か、「3カ月試したんですけど、できなくて」と相談にくる20代の女性もいます。詳しく話してもらうと、その期間セックスしたのは排卵日と当たりをつけた日の3回のみ……これはさすがに相談に来るのが早すぎます。ただし年齢が気になるカップルは早めをお勧めします。1年、2年と妊活をしたけど授からず病院に来た、そこで病気が見つかって治療が必要となれば、私たち医師も「もっと早ければ」と思わずにはいられません。

精子と卵子が出会えない、つまり不妊の理由は、いろいろあります。女性側では、排卵していない、子宮や卵巣の病気がある、卵管が詰まっている、などがあります。男性側は精子が極端に少ない、動きが鈍い、奇形が多いなどが考えられます。**不妊は**

約半数のケースで男性に原因があります。

セックスの回数が極端に少ない、あるいはまったくないというのも不妊原因です。子どもがほしい年代はたいてい男女ともに働き盛り。日本では長らく長時間労働が社会問題となっていますが、妊活カップルにとっても受難です。仕事でヘトヘトに疲れてしまっていては、妊活どころじゃありませんよね。仲のいいカップルなのにセックスはしておらず、だから子どもを授からないという相談も、よく受けます。

こうしてはっきりとした理由がある不妊もあれば、検査したところどちら側にも病気や異常が見つからなかったのに、〝なんとなく出会えていない〟卵子・精子もあります。それらを医療の力で出会わせてあげるのが、不妊治療です。

不妊クリニックではひと通り検査をし、病気が見つかれば治療が優先されます。そうでなければ、年齢にもよりますが、だいたいは「タイミング法」を勧められます。自然妊娠と同じですが、基礎体温や市販の排卵日検査薬、超音波検査による卵胞測定などからおおよその排卵日を予測し、男性にそれに合わせて射精をしてもらいます。セックスでの射精がむずかしい場合は、予測された排卵日に合わせ、採取した精子を注射器に移し、女性の腟内に入れる「シリンジ法」があります。女性の身体的負担も経済的負担もそれほどではありません。

不妊治療で大事なのは「ふたりで臨むこと」

ここまでで妊娠しなかったら、高度生殖医療といわれる治療を勧められます。女性の体内から採り出した卵子に、男性の精液から選《よ》り分けた精子をシャーレ上でふりかけるのが「**体外受精**」。より確実に、極細の針で精子をキャッチし卵子に直接ドッキングさせるのが「**顕微授精**」です。そうしてできた受精卵を、女性の子宮に戻します。

しかしそれでも、卵子がうまく育たない、正常な精子がなくて受精卵を作れない、受精卵を戻しても着床しない……などの理由で、妊娠しない場合があります。加齢やその他の理由によって卵子、精子に染色体のエラーがあれば、受精卵になりにくく、受精卵ができても着床しない、流産するという結果になることが多いのです。

現在、どこの不妊治療クリニックでも40代のカップルが多いといいます。さまざまな理由で晩婚となり、やっと子作りに本腰を入れられるようになるのがその年代なのでしょう。左図を見てもわかるように、同じ不妊治療をしても妊娠する率、出産する

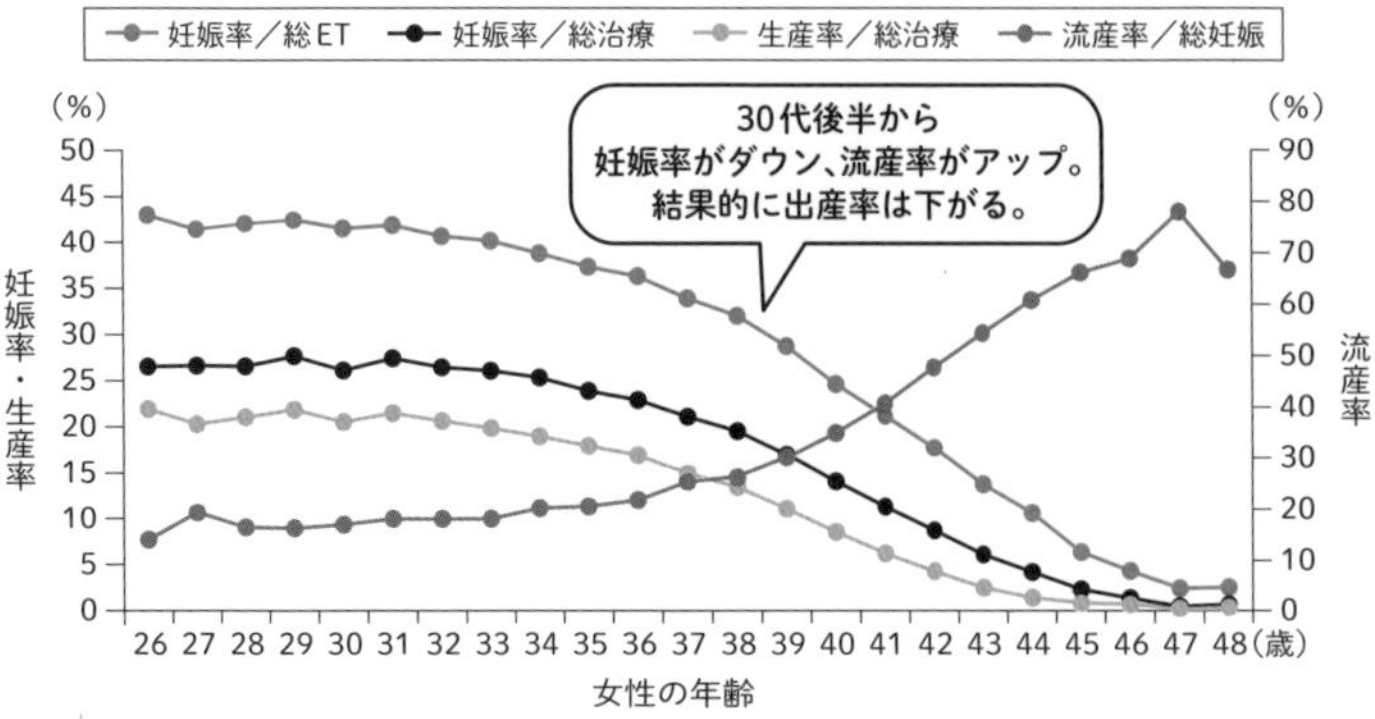

生殖補助医療による治療成績を示した。年齢の増加に伴い（特に35歳以降）妊娠率・生産率の低下と流産率の増加が認められる。ET：胚移植

出典：一般社団法人日本生殖医学会

年齢別の生殖補助医療の成績

率（生産率）は30代後半から下がりはじめ、それと反比例して流産率が上がります。**生殖医療は決して魔法のワザではなく、卵子や精子の加齢による変化を乗り越えることはできない**ということを知っておいてください。

不妊治療で大事なのは、「**ふたりで臨むこと**」です。現状では気乗りしないのに連れてこられて渋々……という男性をよく見ます。自分の精子や性機能に原因があると指摘されるのは、「男の沽券《こけん》にかかわる」のかもしれません。それでも、治療に入れば採卵があるぶん女性側の負担が大きいのです。パートナーの心を思いやり自分がすべきことをする。そんな男性が増えてほしいです。最近は、男性不妊を専門とするクリニックも増えています。

Q. 産み分け 体外受精

男の子が欲しい！確実な産み分け方法はありますか？

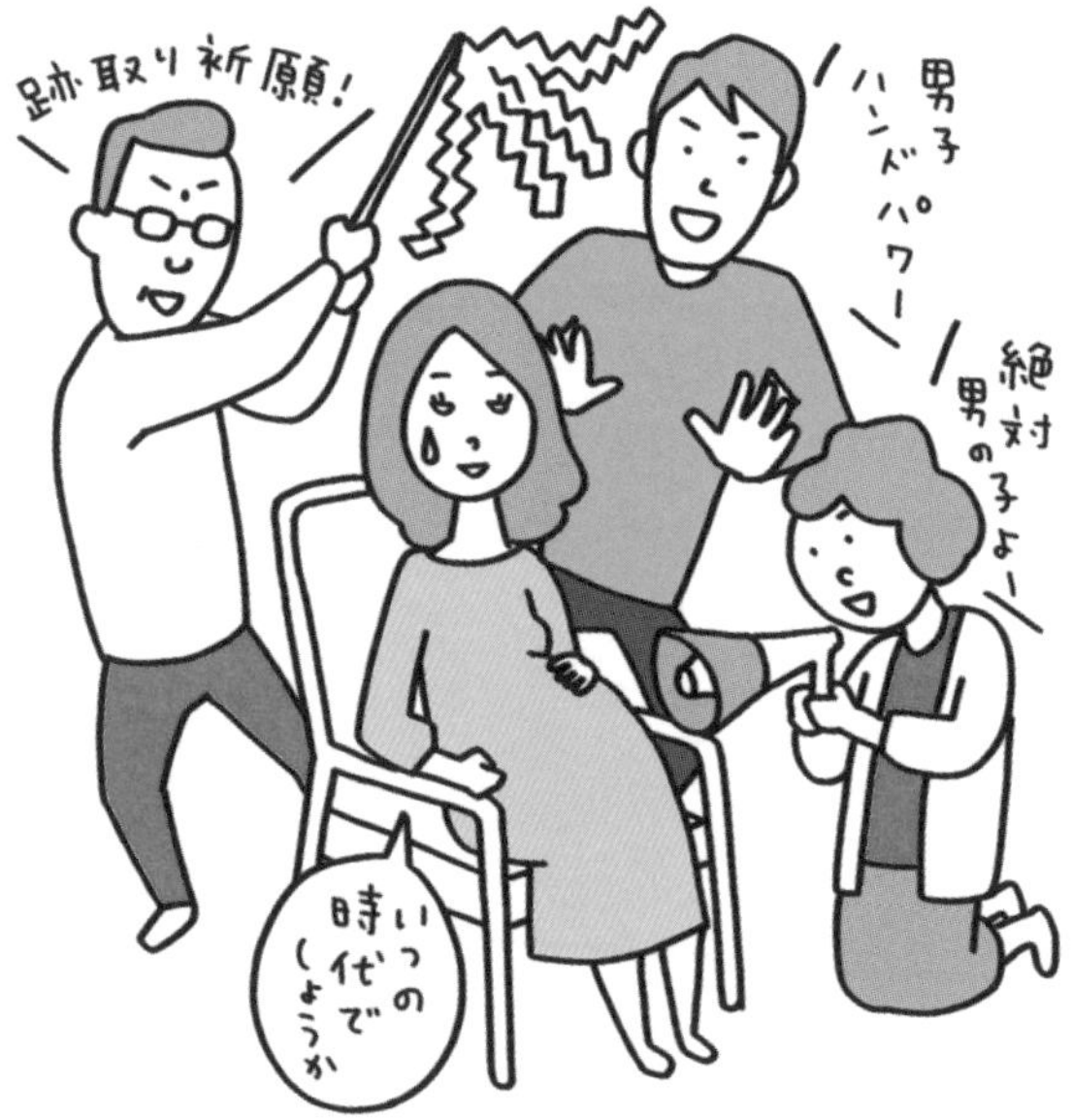
跡取り祈願！
男子ハンドパワー
絶対男の子よー
いつの時代でしょうか

A.

日本国内では現在、産み分けはできません。

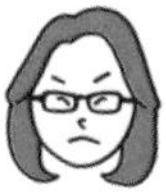

巷にあふれている産み分け方法は、だいたいがデマです。

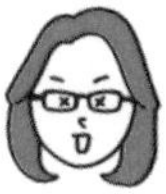

受精卵の性別を調べることは可能ですが国内ではできないことになっています。

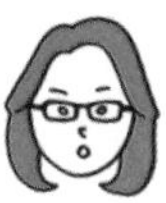

妊娠、出産は思い通りにはならないことが多いものです。

切なる願いにつけこむ悪徳ビジネスに注意

子だくさんな一家が多かった時代は過去のものとなり、日本では、1人の女性が生涯に産む子どもの数の平均数を示す「合計特殊出生率」が1・4前後で推移しています。だいたい1人、多くても2人といったところです。だからこそ、1人の子どもに周囲の期待が集まってしまうのでしょうか。妊娠する前から生まれてくる子の性別を気にされる人が多いと感じます。

結論からいうと、性別の産み分けは現在の日本ではできません。妊活の雑誌や情報サイトには「セックスのときオーガズムを感じたら男の子」「排卵日の2日前にセックスをしてできたら女の子」などの情報があふれ、それらしい理由も添えられていますが、**根拠はまったくありません。**ましてや「この潤滑剤を使うと産み分けができる」と、何かしらの商品を買わせようとするのは、切なる願いにつけこむ悪徳ビジネスといっていいと思います。

さらに、「産み分けできる」と謳うクリニックもあるから厄介です。体外受精をする前に男性側から提供された精液を遠心分離機にかけ、下のほうにたまった精子を使って卵子と受精させると女の子が生まれやすくなる……といわれると信じてしまうのも無理からぬことです。人は、病院で勧められたものをあまり疑わないからです。

性別は、受精卵になってはじめてわかります。そうして受精卵で判別して女性の子宮に戻し、産み分けすることが可能な国もありますが、日本国内ではできません。海外で不妊治療をするついでに……というケースもないわけではないと聞きますが、そうまでして産み分けなければならない理由がある人は少ないのではないでしょうか。

どっちの性別を望んで何をしたにしろ、2分の1の確率で当たるのです。これって結構な高確率ですよね。また、実際に子どもが生まれてみれば愛《いと》おしいもので、その性別を絶対に受け入れられないという話はほとんど聞きません。

いまや妊娠、出産は一生に一度の大イベントとなっています。それだけに、自分の思うとおりに事を運びたいという願望も出てくるものです。それがコントロールしたいという気持ちにもなるのでしょう。けれど、妊娠、出産にまつわることは医療の世界でもすべて解明されているとはいえません。**奇跡としか思えないことにも、たまに遭遇します。**妊娠してはじめて、生まれてはじめて、わかることが多いのです。それを楽しむぐらいの心の余裕をもって臨んでください。

Chapter

4

子宮

のほんとう

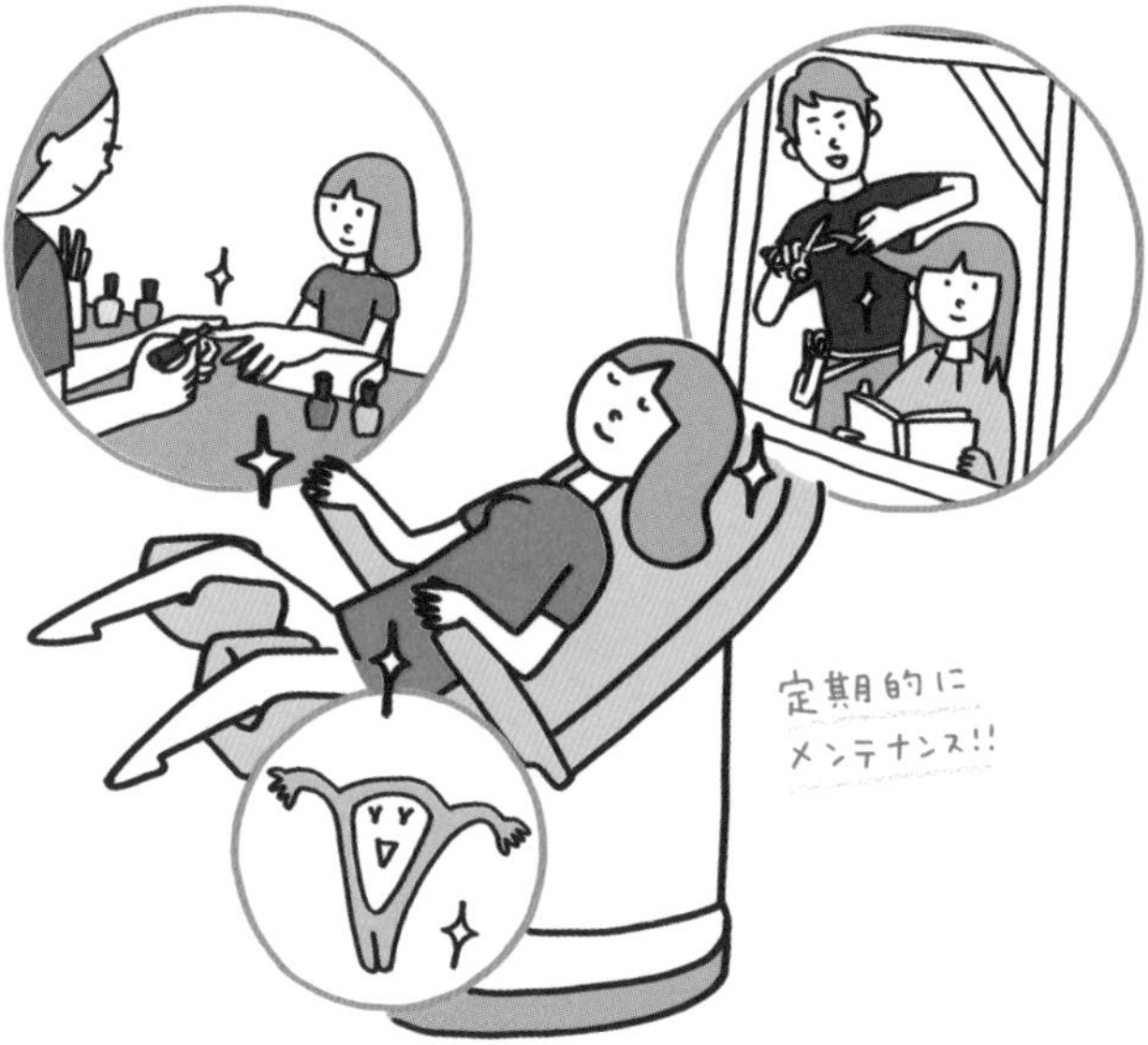

定期的なチェックで病気を防ぐ

女性だけがかかる病気があります。
みなさんは健康診断などで
子宮や卵巣といった女性特有の器官の
状態を定期的にチェックしていますか?
生理痛や過多月経など
症状が出ていながら手を打たず、
知らずしらずのうちに病気が
進行している人も多いのです。
将来子どもを望んでいる人にとっては
病気の有無で人生の選択肢が
変わってしまうこともあります。
まずは、どんな病気があるかを知ること。
そして、予防する方法を知り、
セルフケア感覚で婦人科に通うことで
病気は遠ざけられるのです。

Q. ピル 子宮内膜症 子宮筋腫

出産未経験だと婦人科の病気になりやすい?

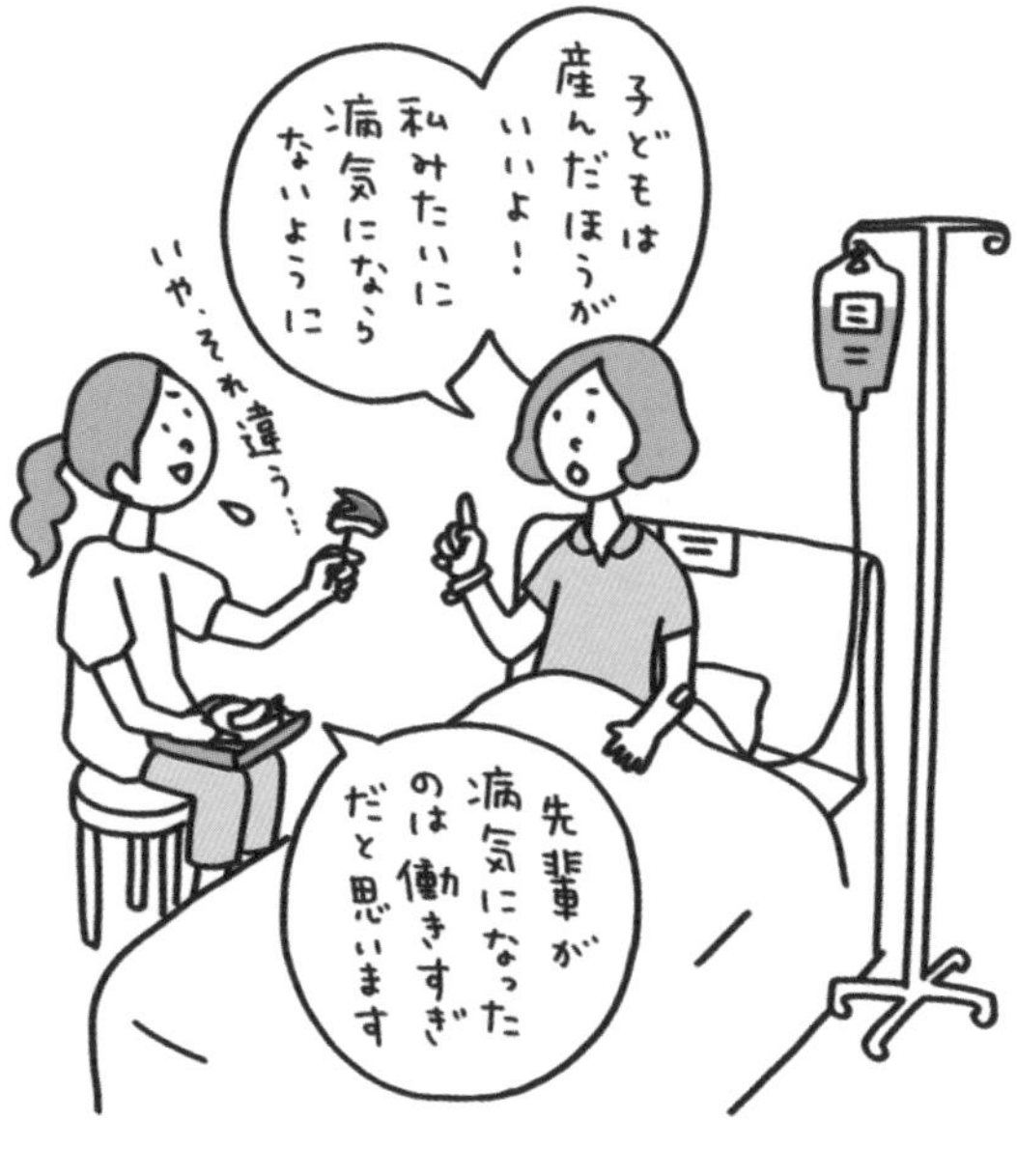
子どもは産んだほうがいいよ! 私みたいに病気にならないように
いや、それ違う…
先輩が病気になったのは働きすぎだと思います

A.

現代においては出産経験の有無と病気のなりやすさは無関係。

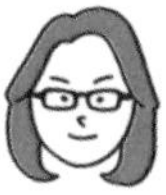

若い女性にも多い子宮内膜症は
生理の回数の多さと関係しています。

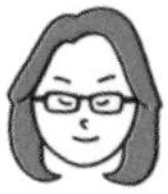

1～2人の出産では、
生涯の生理の回数は大差ありません。

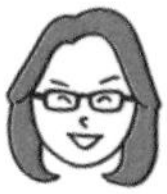

現代は出産未経験でもピルを飲めば
病気の予防ができます。

女性の生理回数がこんなに増えたのはごく最近のこと

子宮内膜症で婦人科にかかっていて、担当医に「妊娠しないと悪化するよ」などとアドバイスを受けた人は少なくないと思います。病気のためとはいえ、人生設計に口を出すのはどうかと思いますし、現代の日本人女性は出産回数がだいたい1〜2回なので、してもしなくてもそこまで影響はありません。病気の未産女性を無意味に苦しめるだけなので、やめてほしいです。

それにしても、なぜそんなことがいわれるのでしょうか？　そのお話をはじめる前に知っておいてほしいのが、**「女性が一生のうちにこんなにもたくさんの数の生理を体験するようになったのは、ヒトの歴史からするとつい最近のこと」**という事実です。

100年ほど前までは、初潮年齢が現代より遅く平均が10代半ばごろでした。10代後半で初めての出産をする女性はめずらしくなく、その後3、4人、多ければ5、6人の子どもを産みます。妊娠中、授乳中は排卵も生理も止まります。ひとりの子を産んでおっぱいを与え、その子が少し成長したころに次の子を妊娠する……となると、生理はずっと止まったまま。そのサイクルを10年以上つづけます。つまり、女性たちにとって生理は「毎月あるもの」ではなかったのです。

では、現代は？　日本人女性の初産年齢の平均は30歳を少しオーバーし、子どもの数は1人か2人。子どもを持たない選択をする女性も増えています。つまり、人生の大半を「毎月、生理がある」状態で過ごします。**かつては一生のうち50回という人もめずらしくなかった生理が、いまは450〜500回**[*10]**、**10倍近くになる計算です。

こんなに違うのですから、心身への影響も同じではありません。子宮内膜症がどうして発生するのかは134ページ〜で説明しますが、子宮内が血液にさらされるほど病気になるリスクは高まります。子宮筋腫も同じです。理屈上、生理の回数が少ないほどリスクが下がることになるので「出産経験があれば」といわれるのでしょう。しかし、よほどの子だくさんでなければ、人生通算の生理回数が15〜30回減るだけです。

まして、生理の回数を減らすために子だくさんになるわけにもいかないですよね！

妊娠、出産も授乳も、病気予防のための手段ではありません。生理を軽くしたいなら、ピルを服用しましょう。ピルについて「自然じゃない」「昔の女性はそんなもの必要なかった」という人たちがいますが、こうして**無駄な排卵と生理をやめ、卵巣と子宮を休ませるほうが、よほど〝昔の女性〟に近い**状態になるのです。

Q. 生理痛 性交痛 排便痛

生理痛がひどくて鎮痛剤を手放せないけど大丈夫…？

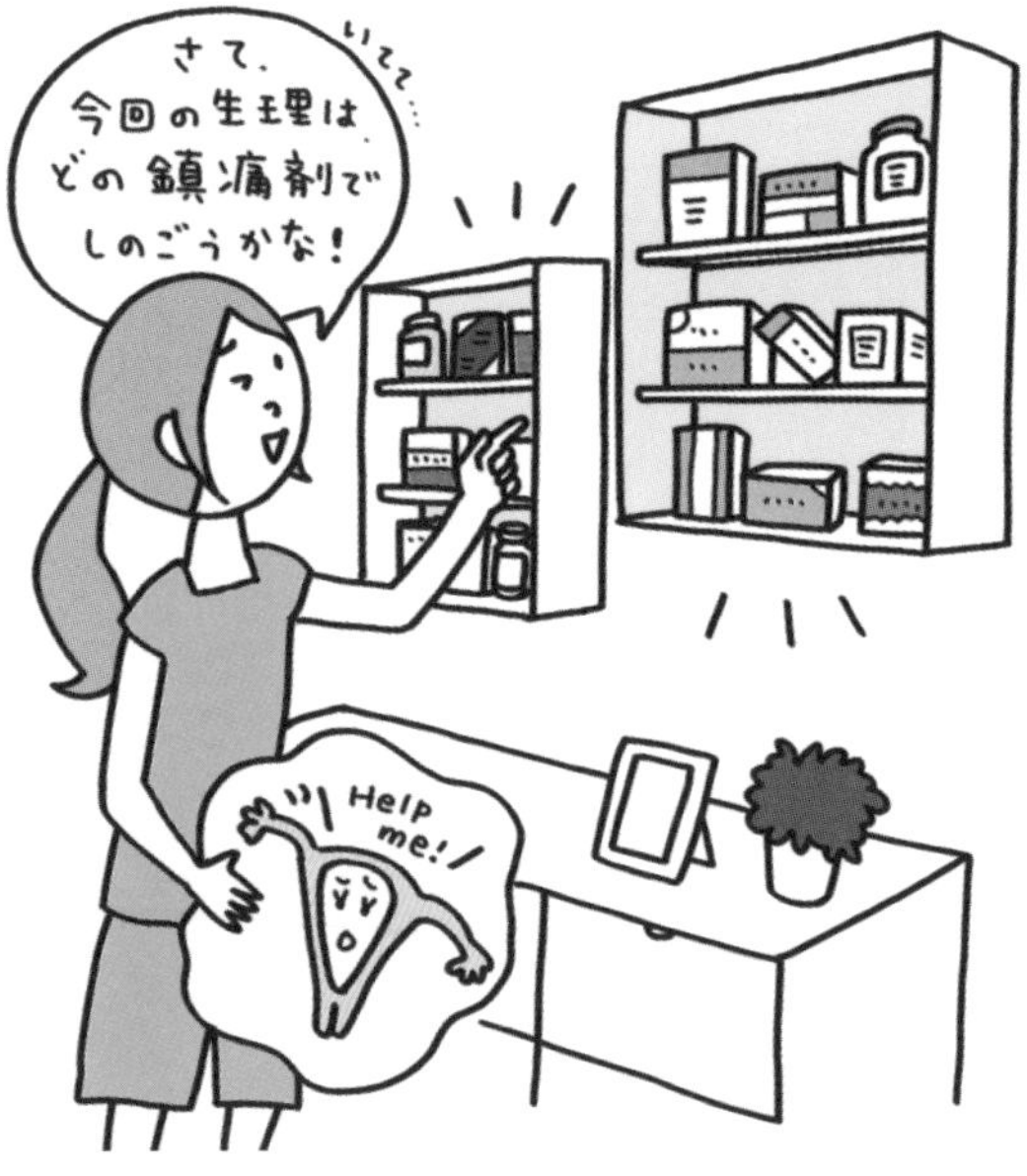
さて、今回の生理は、どの鎮痛剤でしのごうかな！
いてて…
Help me!

A.

強い痛みがつづくなら
子宮内膜症
かもしれません。

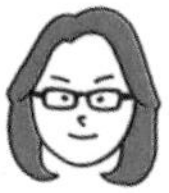

子宮内膜症は、よくある病気。
10人に1人にあるといわれています。

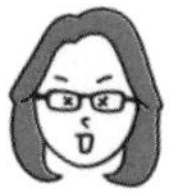

症状は生理痛のほかにも、
排便痛、性交痛、腰痛などがあります。

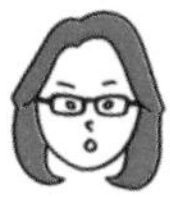

卵巣にできると「チョコレート嚢胞《のうほう》」が
できることも。不妊の原因になります。

痛みがなくても1年に1回は病院に行くのがベスト

「たかが生理痛で病院なんて大げさだ」と、病院に行かずに対処する人が多い生理痛。第1章では、いますぐ痛みに対処したいのであれば鎮痛剤を上手に利用することを提案しました。けれど医師は〝たかが〟とはまったく思いません。飲めば治まるにしても毎月生理のたびに鎮痛剤を飲まないと日常生活に支障があるなら、受診を強くお勧めします。**生理痛の原因としてメジャーなもののひとつに、子宮内膜症があるから**です。

この病名自体は、だいたいの人が一度や二度ならず耳にしたり、身近な人から「子宮内膜症なんだ」と聞かされたりしているでしょう。**生理がある女性の10人に1人**[*11]に、子宮内膜症があるといわれています。ひどい生理痛で受診して発覚することが多いので、私たちは生理痛を軽視しないでと訴えつづけているのですが、なかにはまったく症状がないまま進行している人もいます。ですから本当なら痛みがあってもなくても、子宮と卵巣のチェックのため1年に1回は病院に来てほしいのです。

すでにお話ししましたが、子宮内膜とは〝赤ちゃんのベッド〟といわれるもので、受

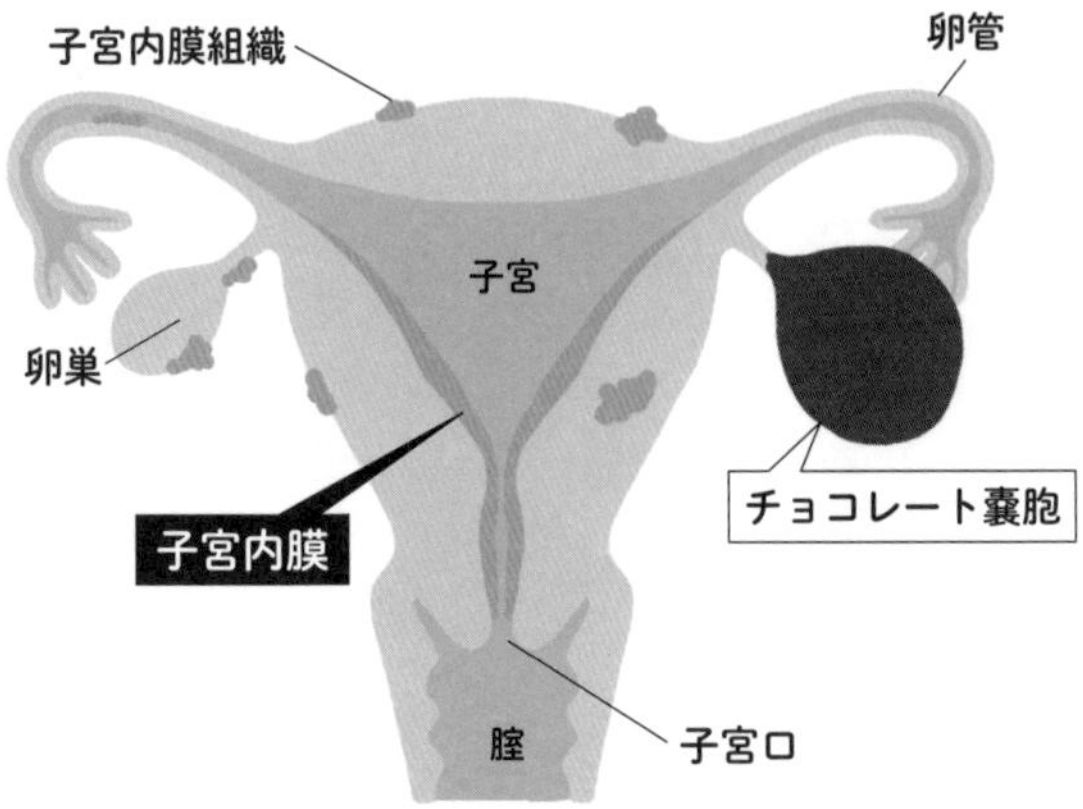

子宮内膜が発生しやすい部位

精卵を受け止め赤ちゃんへと育てていく組織です。内膜は毎月作られ、その月、妊娠していなければ自然にはがれ、血液とともに排出されて「生理」が起きます。

困ったことに、この内膜が子宮以外でも発生することがあります。卵巣や卵管、腹膜、子宮と直腸のあいだにある「ダグラス窩《か》」というくぼみなど、本来内膜ができないはずのところで増殖しては大変です。子宮内にできるものと違って排出されないので、そこで炎症や癒着が起きます。**内膜からの出血は、基本的に接着剤のようなもの**だと思ってください。組織と組織、たとえば子宮と卵巣、子宮と腸管をくっつけてしまいます。卵管のなかで癒着が起きれば、卵管は詰まってしまい受精卵が通らなくなります。そうすると必然的に妊娠しにくくなります。腸管が癒着すると通りが悪くなって消化の際に腹痛を起こしたり腸閉塞になることもあります。

この病気の代表的な症状は生理痛ですが、ほかにも**便を出すときの排便痛、セックスのときの性交痛、腰痛、腹痛**などがあります。これらは炎症と癒着によるもので、鎮痛剤で痛みを抑えたとしても、癒着は解消されません。それが「鎮痛剤だけに頼らず、病院で痛みの原因を見つけ根本治療をしてほしい」と医師たちが訴える理由です。

また、卵巣にできた子宮内膜組織が袋のようになって、中に血液を溜めることがあります。見た目の色から**「チョコレート嚢胞」**と呼ばれますが、大きくなるまで放っておくと破裂したり、数%はがん化したり、不妊の原因となることもあります。

症状が進むと子宮を摘出することも

子宮内膜症の治療は大きく分けると、ホルモン療法と手術による治療があります。

症状、あるいは年齢、妊娠を希望しているか、希望しているのだとすればそれはいつごろか……ということを総合的に考慮して、医師と一緒に治療計画を立てます。

ホルモン療法とは、排卵を抑えたり子宮内膜がこれ以上増殖しないようにするものです。子宮内膜症に完治はない、とよくいわれます。生理があるかぎり、治療をやめればまた内膜が復活するかもしれないからです。けれど、ホルモン療法に長期的に取り組むことで悪化を抑えつづけることはできます。

チョコレート嚢胞はある程度の大きさになると手術で取り除くことが多いですが、状態によっては卵巣ごと摘出することがあります。卵巣はふたつあるので片方残っていれば妊娠は可能です。さらに症状が進むと子宮を摘出することもあります（もちろん妊娠の希望がある場合は極力回避します）。けれども、脅すわけではありませんが、**病院に来たときにはすでに症状がかなり進行してしまっているケースはめずらしくありません。**詳しく聞くと「ずっと痛かったけど我慢していた」という方もいます。だから「たかが生理痛」と思わないでほしいのです。

ここまで読まれたみなさんなら、妊活中以外はなるべく内膜を作らないようにすることが子宮内膜症の予防になると理解できたはずです。ピルなどで排卵を止める、あるいはＩＵＳ（ミレーナなど）などで子宮に内膜を作らないといった対策を、できるだけ多くの女性にしてほしいです。

Q. 過多月経 生理痛 子宮摘出

子宮に筋腫があると いわれましたが 何もしなくてもいい？

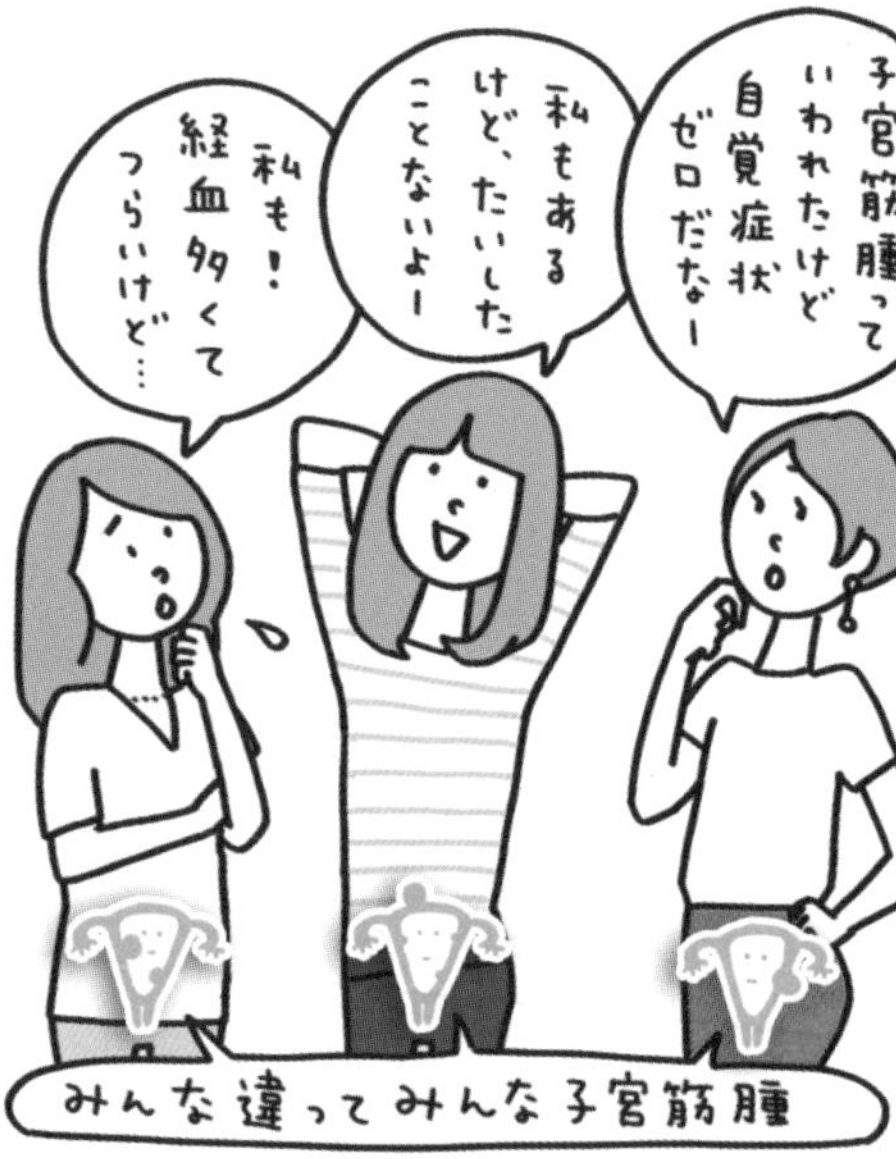
子宮筋腫っていわれたけど自覚症状ゼロだなー
私もあるけど、たいしたことないよー
私も！経血多くてつらいけど…
みんな違ってみんな子宮筋腫

A.

大きさや場所、症状によるので定期的に受診を。

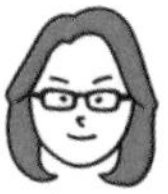

30歳以上の女性の20～30%は子宮に筋腫があるといわれています。

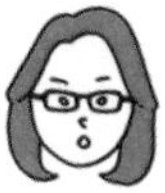

場所や大きさ、数、大きくなるスピードによって対処や治療も変わります。

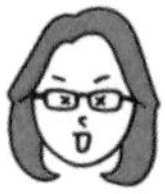

赤ちゃんの頭ぐらいの大きさになる人も。子宮摘出の可能性もあります。

子宮筋腫は場所や大きさによって症状が違う

婦人科で検診を受けて「ああ、筋腫がありますね〜」といわれるとドキッとしますよね。すごく悪い状態なのか、すぐに手術をしたほうがいいのか……。超音波検査で筋腫を見つけると、たとえ小さくても医師は「ある」と伝えます。その場でプリントアウトしたものを見ながら「ここに1センチぐらいの筋腫がありますね」と説明されることもあるでしょう。これは、すぐさま治療が必要という意味ではありません。

筋腫とは、良性のコブのようなものです。特にめずらしいものではなく、**30歳以上の女性の20〜30%は子宮に筋腫がある**[*12]といわれています。私たち医師が気にするのは、コブがあるかないかではなく、**「どこにあるか」「どのくらいの大きさか」「いくつあるか」「どのくらいのスピードで大きくなっているか」「どういう症状があるのか」**です。

子宮筋腫は、どこにできているかによって種類が分かれます。左ページにあるように、子宮の内側にあれば「粘膜下筋腫」、子宮の筋肉の下に入り込むようにしてできたものは「筋層内筋腫」、子宮の外側にできたものを「漿膜下筋腫《しょうまくか》」といいますが、病院では単に「筋腫がありますね」とだけいわれることもあると思います。場所と大

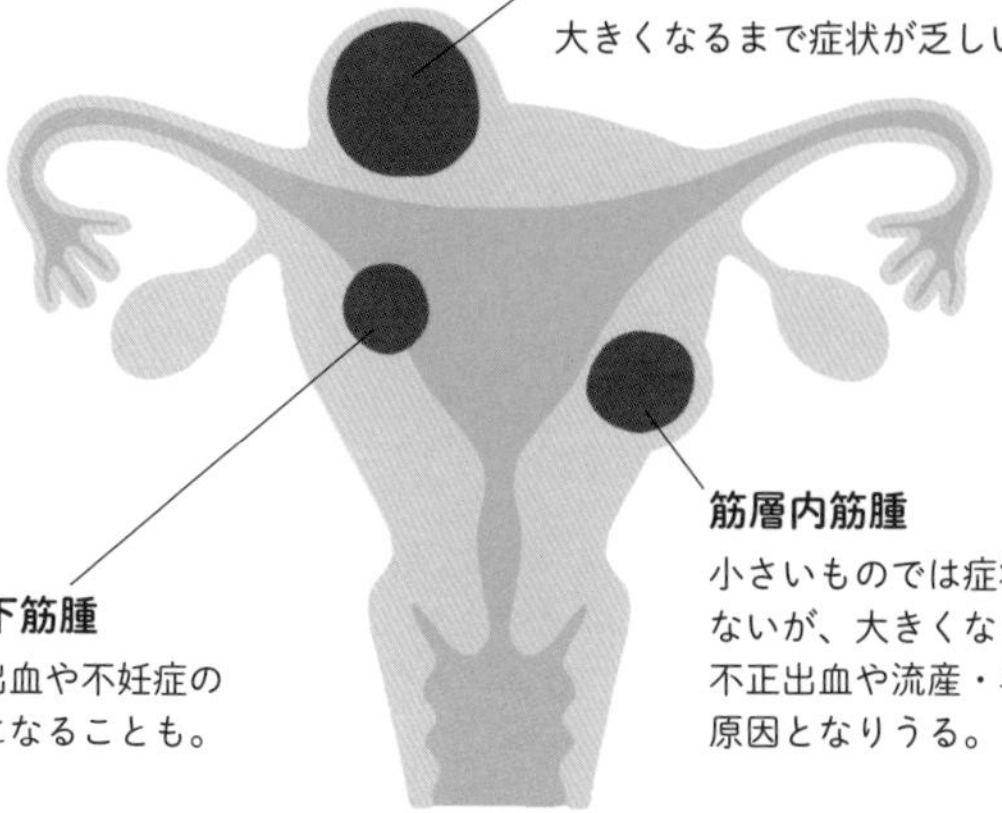
漿膜下筋腫
粘膜下筋腫
不正出血や不妊症の
原因になることも。
小さいものでは症状が
ないが、大きくなると
不正出血や流産・早産の

子宮筋腫ができる場所と症状

きさによって症状も変わってきます。

代表的な症状は生理痛や過多月経です。あまりにたくさん出血するので貧血がひどくて力が出ないという人もいます。場所によっては、筋腫のサイズ自体はそれほど大きくないのに生理がずっとつづいたり痛みがひどくて日常生活が送れなくなる人もいます。かと思えば、サイズがかなりのものになっているのに、まったく無症状の人もいます。特に漿膜下筋腫は症状が出にくいことが多いです。

一方で、それまで症状がほとんどなかったのに、40代になって急に過多月経になったり不正出血がつづいたりということもめずらしくありません。一概に「こういう人には必ずこういう症状が出る」と、医師からもいいにくいものなのです。

サイズが小さいうえに特に大きくなる様子もなく、さらに症状がなければ、経過観察といって、特に治療はしないまま定期的な検診で状態や変化を確認していくことになります。いわゆる〝様子見〟ですね。一度できた筋腫は、閉経しないかぎり小さくはならないので、現時点では**困ったことがなくとも定期的な検診は怠らないようにしましょう。**急に大きくなった、数が増えたなどの変化は把握するようにしたいです。

不妊の原因になることもあるので軽視しない

また、**サイズが小さくとも不妊の原因になりやすい**のが粘膜下筋腫です。受精卵が子宮に届いてもコブがあることで着床できなかったり、着床しても、流産しやすいといわれています。近い将来、妊娠を考えている人は経過観察でなく積極的な治療を選ぶこともあります。

子宮筋腫は子宮内膜症の治療と同じく、**大きく分けてホルモン療法と手術による治療**があります。前者は、卵巣から女性ホルモンを分泌させないことによって、筋腫を小さくしていくものです。スプレーで鼻に薬剤を注入する点鼻薬《てんびやく》タイプと注射タイプと錠剤タイプがあります。急激にホルモンが出なくなるということは、更年期と似た状態になるということで、ホットフラッシュやめまいなどの更年期障害や骨粗しょう症が出ることもあるため、長期間にわたっては服用できません。3～6カ月で問題のないサイズまで縮小できると予想される人や、その後手術など別の治療法に切り替える人向けの治療です。

筋腫は赤ちゃんの頭ほどの大きさになることもあり、お腹の上から触ってもボコッとしたかたまりを確認できます。コブを手術で取ることは可能ですが、子宮が残ればまたコブができます。年齢や妊娠希望のタイミングによって、すぐに手術したほうがいいのか、しばらく薬物治療をしてから手術をするのがいいのかが判断されます。

コブだけを取り除くのがむずかしい場合、子宮そのものを摘出する手術も行われます。そうすれば二度と筋腫はできませんが、妊娠はできなくなります。中には肉腫といって、悪性のものもあるので、「よくある病気」と軽視せず、定期検診を受けてください。

Q. がん 子宮頸がんワクチン 婦人科検診

子宮頸《けい》がんって遊んでいる人がなる病気ですよね？

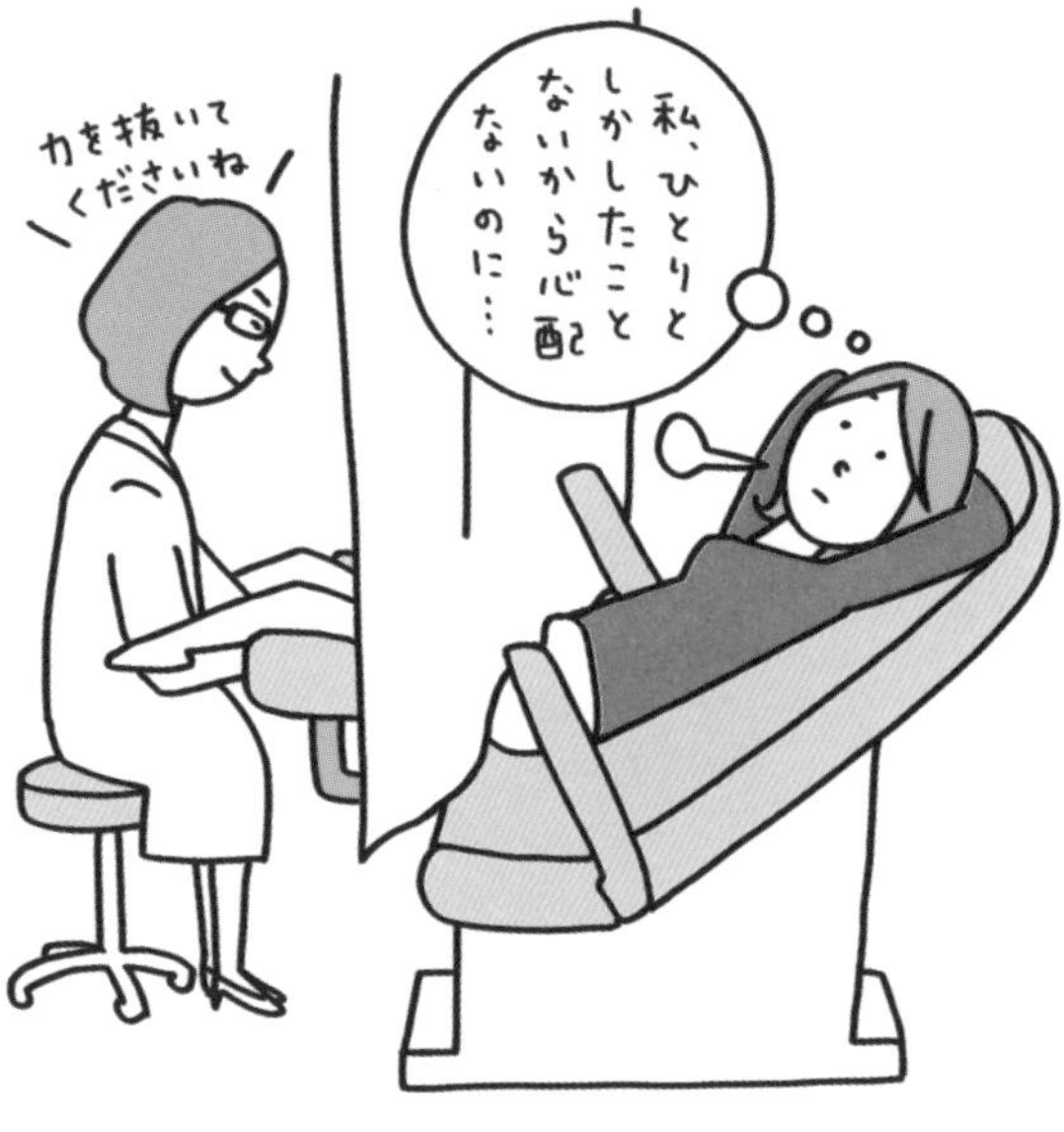
力を抜いてくださいね
私、ひとりとしかしたことないから心配ないのに…

A.

一度の性交渉でもウイルスに感染する可能性があります。

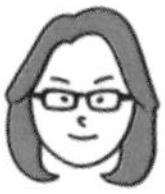

子宮頸がんはウイルスが原因のがんで
20〜40代の若い女性に多い病気です。

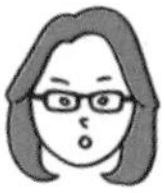

性経験がある女性の50%以上が
一度は感染。がん化する可能性も。

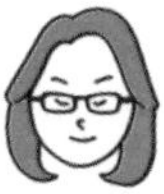

ワクチンは性経験があっても有効。
検診での早期発見・早期治療も大事!

子宮頸がんワクチンは性交経験があっても有効

子宮のがんには、子宮の本体ががん化する「子宮体がん」と、子宮の入口にあたる子宮頸部にがんが発生する「子宮頸がん」があります。

子宮頸がんは、20～40代の若い女性に多い病気です。ウイルス性のがんで、原因はヒトパピローマウイルス（HPV）。主に性交渉で感染します。一度のセックスでも感染の可能性はあるので、経験人数は関係ありません。コンドームを着ければある程度は感染を減らせますが、予防とはいえません。**性経験がある女性の50～80%は、生涯で一度はHPVに感染するともいわれています。**

感染すると必ずがんになるわけではなく、100種以上あるHPVのうち、がん化するのは15種類ほどといわれています。感染してもウイルスの90%は自然と体外に排除されますが、運悪く何年も子宮にとどまることがあります。すると、最初は細胞の遺伝子を変化させます。これを「異形成《いけいせい》」といい、そのまま放っておけばがん化するリスクがあります。

子宮頸がんは、がんのなかではめずらしく、予防できる病気です。ワクチンがあるからです。できれば初めての性交渉をする前にHPVワクチンを接種しておくのが望ましく、日本では平成25年に定期接種化されました。しかしほどなくして積極的勧奨が中断され、現在に至っています。今、30代以上だと接種していない方が多いでしょう。**日本では年間1万人以上が新たに発症し、約2800人が死亡**しています。予防できるがんなのに、こんなにたくさんの人が亡くなっている現実を、医師としてとても悔しく思っています。

あまり知られていませんが、**ワクチンは20～30代で接種しても効果があります。**よく「性交経験がないうちに打つ」といわれるので、10代が対象というイメージが強いですが、経験があっても、先述したとおりウイルスのほとんどは自然と体外に排除されるので、現時点で感染していない可能性のほうが高いのです。検診で感染していないことを確認したうえで接種すれば、その後の感染を防げます。

国内で接種できるワクチンは、2価の「サーバリックス」と4価の「ガーダシル」です。先ほどお話したとおり、15種類のHPVにがん化の可能性がありますが、そのうち2種類に対して予防できるのが2価で、4種類なら4価という意味です。15種類のうちの2種や4種だと少ないと思われるかもしれませんが、子宮頸がんの原因の7

割を占める種類をカバーしているので、十分予防になりえます。

子宮頸がん検診で、早期発見・早期治療を

2価は初回から1カ月後と6カ月後の、計3回。4価は初回から2カ月後と6カ月後の計3回接種します。その間にセックスはしてもいいですが、妊娠すると一度中断することになります。出産後に、また最初から打ち直してください。自費診療になるので、**費用は3回分の合計で5〜6万円**ぐらいになると思います。

早くからワクチンを公費で積極的に打ってきた国では、ワクチン接種世代の感染率が劇的に減少しているという報告[*13]もあります。けれど日本では、ワクチンの安全性を不安に思う人が少なくありません。副反応についてのニュースを見聞きしたことがあるでしょう。ゆえに、ほかの先進国と比べ接種率がずば抜けて低いです。

気になる副反応については、2015年に「名古屋スタディ」と呼ばれる大規模調査の結果が発表され、ワクチンを接種した人としていない人とを比べたところ、訴えられている症状の出方に差がないとわかりました。ほか国内外のさまざまな検証を経

て、**大きく報道された副反応については科学的にみて心配ないと決着がついています。**

とはいえ誰もがワクチンを打つべきかというと、そうともいえません。パートナーが決まっていて、ふたりのあいだにＨＰＶが持ち込まれないだろうと思われる人や、セックスに消極的な人は、接種せず検診だけという考えでもいいと思います。

子宮頸がん検診の目的は、早期発見、早期治療です。ワクチンを打っても、検診は欠かさないでくださいね。子宮頸がんは自覚症状がないので、気づかないうちに進行します。異形成や初期の段階のがんであれば、手術で子宮頸部を少しだけ切り取ることで完治する可能性があります。ただし子宮頸部が短くなると、妊娠したときに早産しやすくなるなどのリスクがあります。がんが深く進行すると、子宮の全摘出が必要になり、出産という選択肢がなくなります。さらにほかの臓器に浸潤や転移していれば、命にも関わります。

子宮頸がんの検診を、2年に一度は受けましょう。膣から器具を入れ、子宮頸部の細胞をこすり取ります。積極的に受けたい検査ではないと思いますが、それによってたくさんのものが守られるのです。

Q. 子宮摘出 ホルモン補充療法

病気で子宮の摘出。女性じゃなくなるといわれました…。

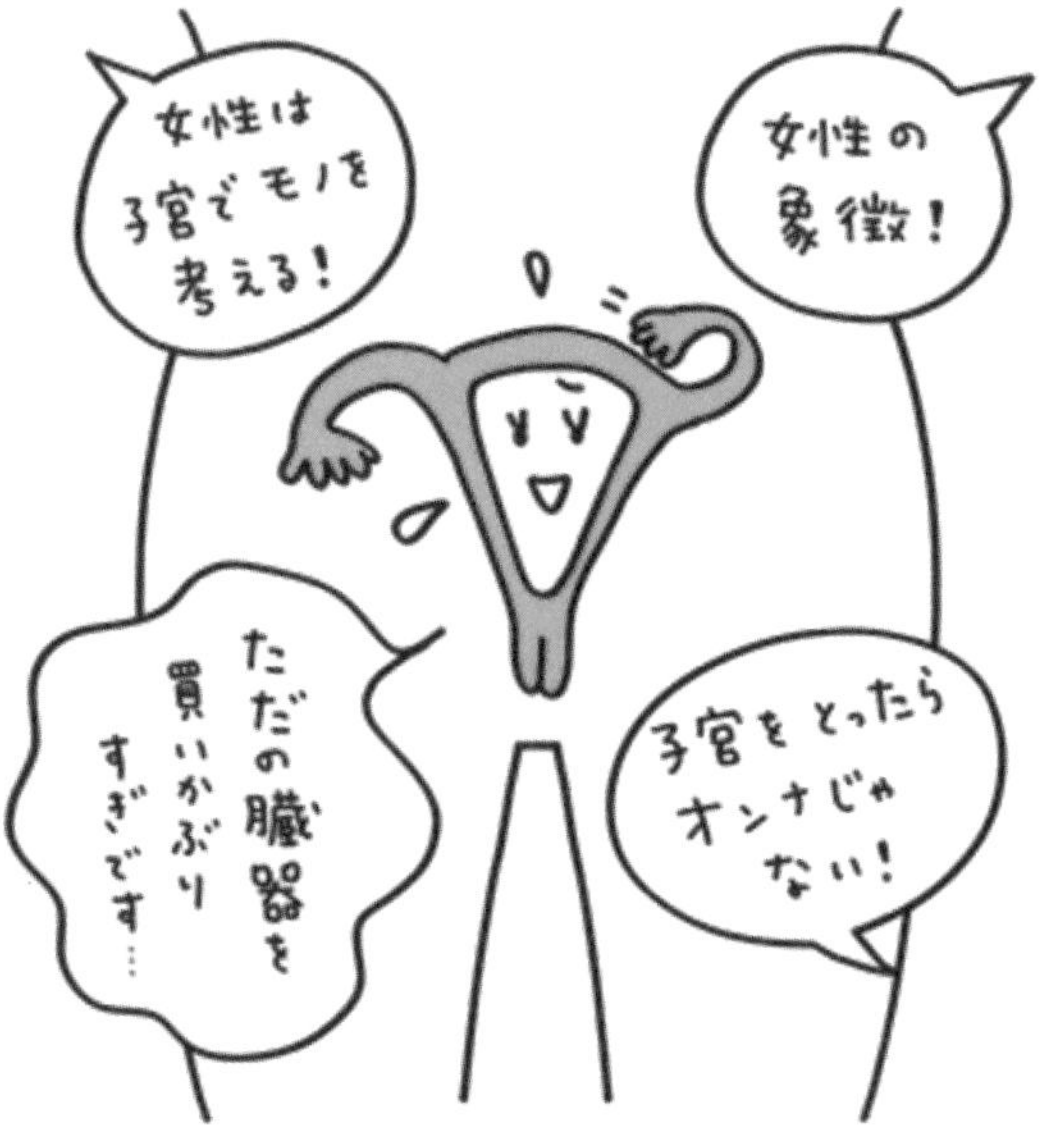

A.

子宮は大切な臓器ですが、特別視は無用。

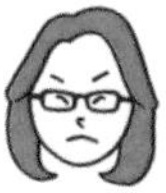

女は子宮で考える、子宮で運気が
上がる、は子宮を神聖視しすぎです。

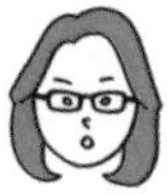

子宮摘出すると妊娠出産は不可能に。
医師ももちろん慎重に考えます。

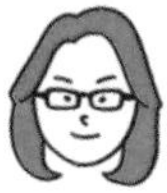

女性ホルモンを分泌する卵巣のほうが
健康や「女性らしさ」に関わります。

子宮は単なる臓器。卵巣も含めすべての臓器が大事！

私の友人である作家のアルテイシアは、子宮を摘出し子宮筋腫の苦しみから解放された爽快感を、コラムで痛快に書きつづっています。けれど、摘出した人がどこかコンプレックスを感じていた時代はあり、いまもその風潮がなくなったとはいえません。子宮内膜症、子宮筋腫、子宮頸がん、ほかにも卵巣嚢腫《のうしゅ》や子宮体がん、卵巣がんといった病気で、子宮や卵巣を摘出する可能性があります。そうしなくて済むならそれが一番ですが、子宮や卵巣に巣食った病気がその人の命や健康、生活を大きく脅かすとわかれば、医師は最終手段として子宮、卵巣の摘出を提案します。

そんな時、将来の妊娠予定はない、もしくは生殖年齢を卒業した女性でも、「子宮は女性の象徴」という考えから、摘出してしまうと自身の女性性が失われると感じるようです。女は子宮で考えるとか、子宮を大事にすれば運気が上がるとか、子宮をことさら特別視、神聖視する言説は古くからあります。赤ちゃんを宿すとはいえ、筋肉でできた袋にすぎないのに、なぜあがめ奉られるのか、私にはとても不思議です。

子どもを産む可能性のある女性であれば特に、医師もできるかぎり摘出したくない

と考えます。卵巣であれば手術の前に卵子、もしくは卵巣の一部を凍結保存しておいて将来の妊娠に備えることはできますが、子宮を取れば自分で産むことは望めなくなります。なかには子どものいる女性に対して「もういいよね」という医師もいまだにいるようですが、それはその女性以外の人が判断するものではありません。本人の希望が大事です。

そう考えると子宮はたしかに大切な臓器ではありますが、人体で大切でない器官はありません。盲腸をとって自分の人間性が損なわれたと感じる人はいませんよね。子宮についても、同じように考えてほしいと思います。手術の相談をしたら夫から「子宮を取ったら女じゃない」といわれたという女性の話も聞いたことがありますが、それはその夫が間違っていると断言できます。**子宮のあるなしに関わらず、自分で女性と思いたいのなら、その人は女性**です。むしろ子宮よりも卵巣を摘出するほうが女性という性のあり方に関わります。**女性ホルモンの多くは卵巣から分泌される**からです。けれど心配はいりません。ホルモンは貼り薬や塗り薬で補充できます。

理由はなんであれ摘出したくないというのであれば医師は別の治療法を考えます。**子宮だけを特別視する言説にまどわされずに、自分で決めてください。**

Q. 婦人科検診 経腟エコー 基礎体温

婦人科に行くのは恥ずかしくて正直、苦手です。

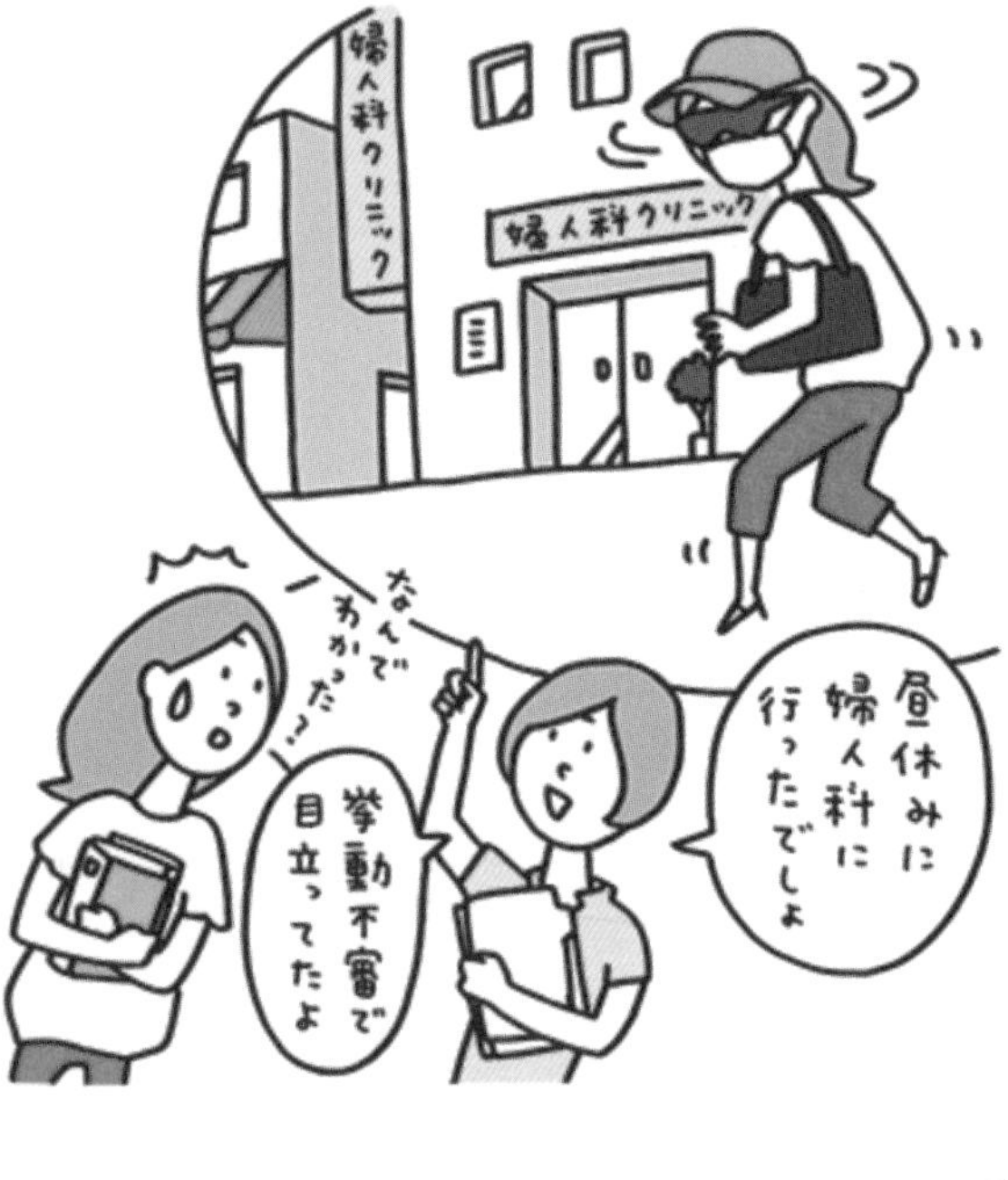
婦人科クリニック
婦人科クリニック
昼休みに婦人科に行ったでしょ
なんでわかった?!
挙動不審で目立ってたよ

A.

セルフケア感覚で気軽に来てほしい。受診のコツ、教えます。

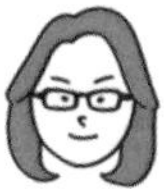

婦人科は不調を診てもらうだけでなく、心身のメンテナンスのために行くところ。

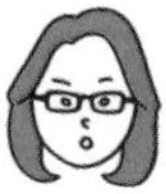

「性器を見られたくない」…医師は日々多くを見ているので気にしないで。

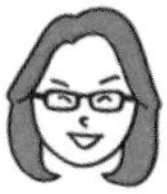

女性医師がいい、内診台がいや…。希望は病院に伝えましょう。

婦人科は本来、思春期で出会い、一生つき合う場所

この本では何度も何度も「病院に行きましょう」と書いてきましたが、みなさんの本音は「できれば行きたくない」でしょうか。**日本では産婦人科が敬遠されていて、はじめての受診は妊娠したとき、という人が少なくありません。**行きたくない理由を聞くと、私たち医療側がそう思わせているところもあるので、責任も感じます。

加えて、社会的なイメージもあるでしょう。望む、望まないにかかわらず妊娠した女性か、不妊治療の女性が行くところ。極端ですがこうしたイメージがあるかぎり病院に行くのに抵抗を感じたり、病院に行くところを知り合いに見られたくないと思う人がいても不思議ではありません。特に若い人ほど行きにくいですよね。

婦人科では、妊娠出産にかぎらず生理、子宮や卵巣の病気、更年期障害、避妊などを専門的に扱います。**本来なら女性が生涯にわたってつき合っていくところ**です。

国によっては、初潮がはじまるころの女の子を保護者が婦人科に連れてきて、「かかりつけ」とする習慣があるそうです。生理はなぜ来るのか、これから女性の身体はどう変化していくのか、何に気をつけなければならないかなどを、医師から説明する

のです。子どもにとって医師は身近な相談相手となります。

10代のうちから婦人科でなんでも相談できるようになるのは理想的です。生理痛がつらい、ニキビが治らない、修学旅行と生理の日程が重なっている、避妊ってどうすればいいの……。親には聞きにくいし、親が答えられるともかぎらない。専門的知識があるだけでなく、一定の距離がある人の方が聞きやすいのではないでしょうか。

大人にも、身体のこと、健康のことを気軽に相談しに来てほしいです。**婦人科は調子が悪くなってから行くところではなく、心身の調子を整えに行くところ**だと考えるのはどうでしょう。歯医者には虫歯の治療だけでなく、歯石を取るなどメンテナンスを目的として行きますよね。婦人科も同じくセルフケアの側面があります。

「婦人科の検診は、会社の定期検診でしているから大丈夫」と思われるかもしれませんが、そこに経腟《けいちつ》エコーでの検査は含まれていますか？　経腟エコーとは、プローブという棒状のものを腟に挿入し、子宮や卵巣の様子が映し出されたものを目でチェックする診察です。会社の検診では子宮頸がん検査だけで、エコー検査はオプションになっているところもあります。**子宮頸がん以外の病気はエコー検査で見つかることが多い**ので、オプションで検査を受けるか、なければ婦人科を受診してください。

ここからは、「行きにくい」を少しでも減らすため、みなさんからよく聞く希望やお悩みに答える形で、具体的な解決法や私の考えをお話ししていきます。

○女性医師に診てほしい

男性医師も同様に経験を積んできた人たちです。女性医師の方が優秀だったり、必ず気持ちをわかってくれるというものではありません。しかしこれは理屈ではないですよね。自分が行きたい時間にどんな医師が担当しているのか、病院のホームページを見たり直接問い合わせて確認しましょう。

○性器を見られるのが恥ずかしい

身体のなかでもっともプライベートな部分だけに、診察時は緊張しますよね。しかし先ほどお話したがん検診や経腟エコー検査のときはどうしても下着を脱いでもらう必要があります。性感染症については、目で見てわかることもたくさんあります。人と比べたり、ましていやらしい視線で見たりすることはありません。そもそも毎日おびただしい数を見るので、私たち医師にとって性器は〝特別〟ではないのです。

○内診台がニガテ……

下半身の衣類を脱いで腰掛けると、ヴイーンと上昇し、脚を載せていた部分が動いて脚が開いていく。不思議なシステムですよね。どうしても抵抗感が拭えないなら、その旨《むね》を伝えてみてください。ベッドなどで診察できるところもあります。また、内診台では医師と自分とのあいだに小さなカーテンがあるのが苦手という方もいますね。カーテンの向こう側に誰がいるのか、何をしているのかわからないのが不安なのでしょう。これもその場で伝えれば、開けてくれるところが多いと思います。

○妊婦さんと待ち合い室で一緒になるのがイヤ

日本ではご存知のとおり「婦人科」と「産科」を分けず「産婦人科」とするのが一般的で、待合室には妊婦さんもそうでない人もいるという光景が多いのはたしかです。レディースクリニックという名称も最近増えていますが、クリニックと病院は病床の数や設備といった規模、それにともなう診察、治療の内容によって区別されるだけ。レディースクリニックで産科、婦人科の両方を扱っているところもあります。

妊婦さん＝幸せ、そうでない病気で診てもらう＝幸せではない、というイメージがあるのかもしれませんが、そう単純に割り切れるものではありません。けれどもこれも理屈ではないですよね。「妊婦健診」の曜日が決められているところもあるので、事前にホームページを見たり問い合わせをして確認するといいでしょう。

次に、婦人科を受診するときのコツをお話しします。

○スカートがベター

診察のため下半身の衣類をすべて脱ぐ必要があるのが婦人科です。パンツルックだと下を全部脱がないといけないので、抵抗感が増すと聞きます。スカート、もしくはワンピースでもいいのですが、タイトなものではなく、下着だけ脱いでスカートはたくし上げておけるもののほうが、みなさん安心されるようです。

○基礎体温表を持っていく

基礎体温表は医師にとって情報の宝庫です。ホルモンの分泌や、排卵の有無などがだいたいでも推測できると、診断が早くつき、治療も早くはじめられます。エコー検査ですべてわかるわけではないので、ひととおり診て「基礎体温表をつけてからもう一度来てください」と判断され、そこから1～3カ月は様子を見ることになると、時間のロスになります。日ごろから記録する習慣をつけておくのがベストです。

いまは、不調があるとまずネットで検索する人が多いようです。「たぶん、この病気」「でも、大丈夫みたい」と判断するのは、とても危険。ネット情報には本当かウソかわからないものも多いです。振り回されるのは、時間がもったいない。**「ネットで検索するような感覚で、気軽に受診する」習慣をつけて**おいてください。

鎮痛剤などは薬局にも売っていますが婦人科で相談してくれれば、診察が受けられて、他の治療にもつながり、**保険診療になるので経済的なメリットも**あります。

最後に、「妊娠可能年齢の女性以外は、婦人科と無縁」と思われがちです。しかし更年期を軽やかに乗り切るためには婦人科で相談してほしいですし、子宮体がんや卵巣がんは50～60代に多い病気です。思春期で出会い、一生つき合う。**通いやすい場所に、なんでも相談できるかかりつけ医を見つけておく**ことをお勧めします。

Chapter

5

性器
のほんとう

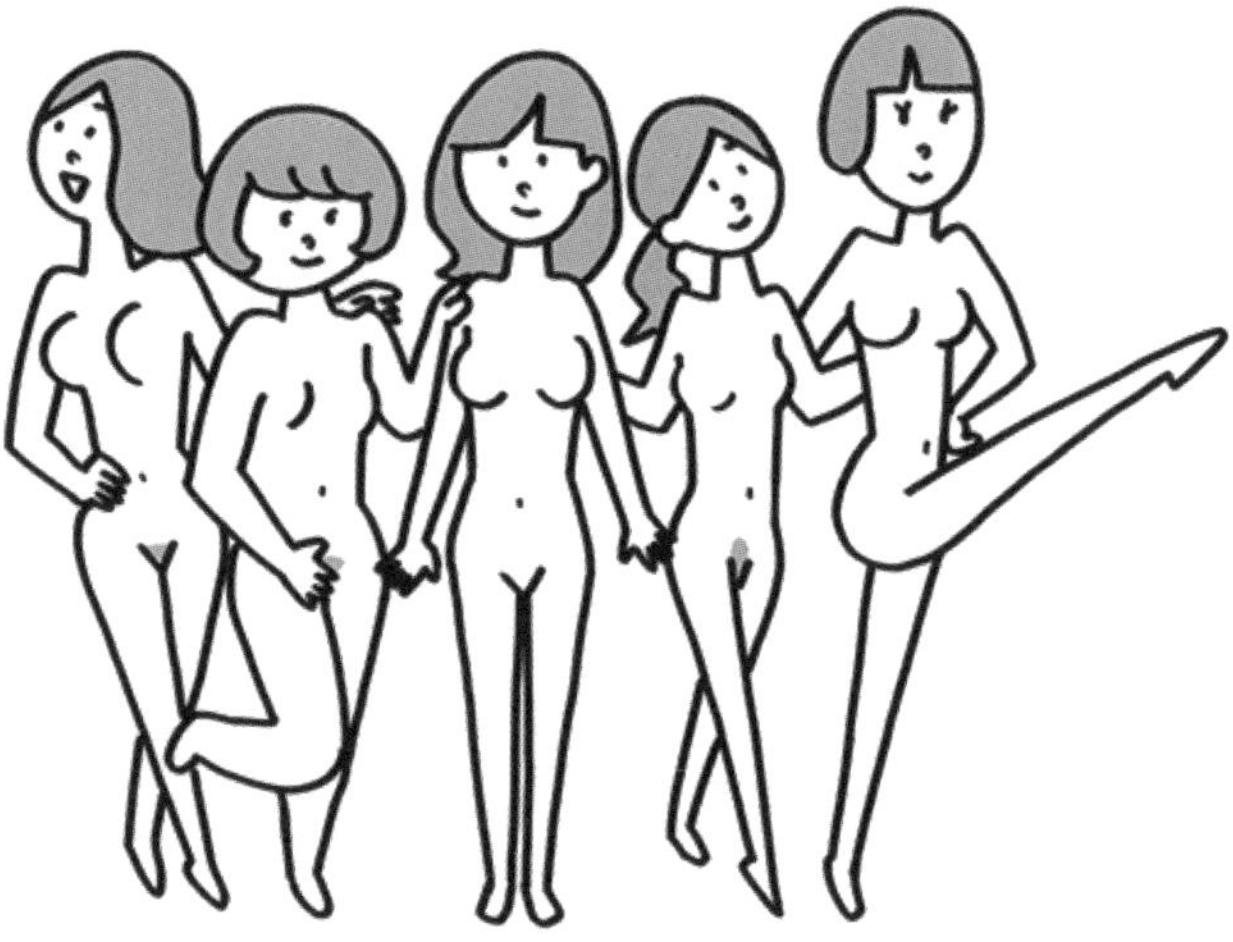

タブーはなし！　まずは正しく知る

自分の身体の一部なのに、
自分ではよく知らない……。
多くの日本人女性にとっての「性器」は
そんな存在ではないでしょうか。
ひとりひとりが違って当たり前。
パートナーであっても
「こうであるべき」「こうでないとヘン」
などといわれる筋合いはありません。
一方、性器のことを知らないがゆえに
不快感があっても解消されないまま
我慢している人が多いとも感じます。
性器の構造や役割を知り、
ケアの方法を知り、
快適な状態を保つことが、
自分の身体を好きになる第一歩になります。

Q. クリトリス　小陰唇縮小　アンダーヘア

彼氏から
性器がヘンだと
いわれました。

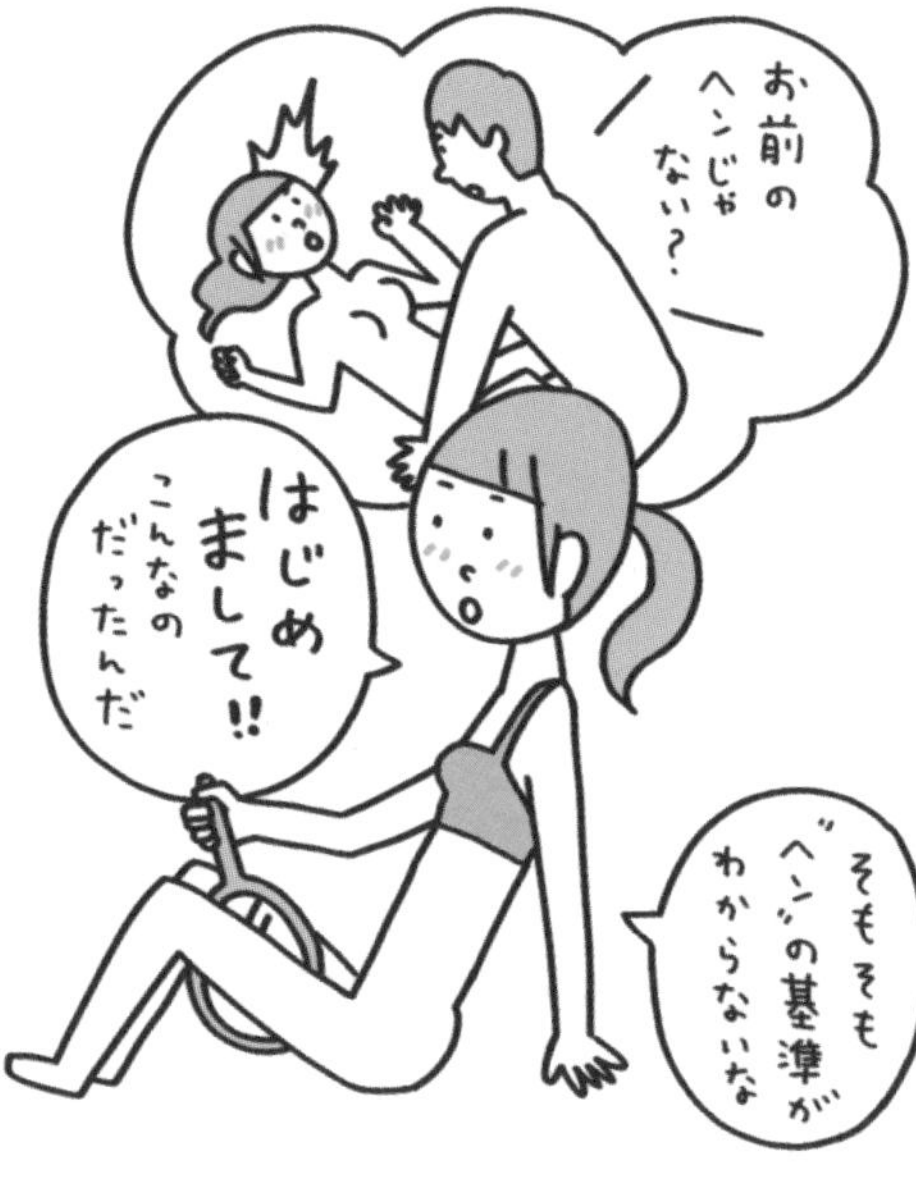

お前のヘンじゃない？
はじめまして!!
こんなのだったんだ
そもそも〝ヘン〟の基準がわからないな

A.

ヘンな性器はありません。自分で見てみよう。

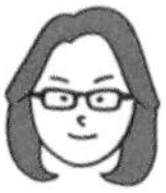

性器の色や形やヘアの量は、
ひとりひとり違って当たり前。

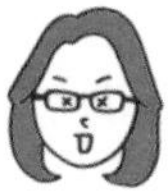

男性は、ポルノ映像をとおして整形した性器を普通と思っていることも…。

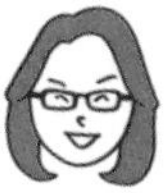

日本は性器へのタブー意識が強い!
見て触れて、自分の性器を知ってほしい。

毎日性器を診る産婦人科医でも「ヘンな性器」は見たことない

男性器を主に診る泌尿器科の医師に聞いたところ、「彼女に『あなたの性器はヘンだ』といわれて受診してくる男性」はこれまで見たことがないそうです。男性の場合はだいたい、自分自身で「おかしい、ヘンだ」と感じて受診するようです。女性のみなさんも、男性にそうした指摘をした人はあまりいないのではないでしょうか。

「だって、おかしいかどうかわかるほど〝普通〟がどうかを知らないし」というのは、とてもまっとうな感覚だと思います。女性に「君の性器はヘンだ」という男性に対して私は、女性器のことをどれだけ知っているの？　と問いたくなります。

ひとりひとり顔が違い、耳の形が違い、爪の色が違うように、性器の色や形も違います。**日本では性器に対するタブー意識が強い**と思います。小さい子が無意識に性器に手を伸ばすのはよくあることですが、強い言葉で叱られたという話をよく聞きます。性器は見ても触れても、考えてもいけないものという刷り込みが強いと、適切なケアの方法を知る機会もなく、大人になってしまいます。

セックスをしたことがあっても、自分の性器は見たことがないという女性は多いです。性器に違和感があって受診されても「このへんがかゆくて」「こっちのほうに何かできていて」と、うまく説明できない人は多いのです。

自分の身体の一部で、直接見ることも触ることもできるのに、何も知らない……。そこで、パートナーから心ないことをいわれると、そのまま受け取ってしまうのでしょう。けれど医師として断言しましょう。**「ヘン」「おかしい」性器というのはありません。**たいていは男性の思い違いです。彼氏と私とどちらを信じるのも自由ですが、私が見ている女性器の数は桁《けた》違いということは間違いありません。

人は知らないことに対して恐怖や不安を抱く傾向があります。知ってしまえば「な～んだ」と拍子抜けすることって、よくありますよね。ですから、まずは性器について知ることからはじめましょう。ここで説明するのは外性器です。脚を開いたときに見える部分です。一方で、膣、子宮頸部、子宮、卵巣を内性器といいます。

自分の性器を見て、触れれば、もう怖くない

169ページの図では便宜上、大陰唇《いんしん》と小陰唇が開いて粘膜が露出している状態を

描いていますが、通常は閉じています。大陰唇はアンダーヘア脱毛のときに「Iライン」と呼ばれる場所、小陰唇はビラビラとした襞《ひだ》のようなもの。膣口《ちつこう》やおしっこが出る尿道口は、閉じた小陰唇によって守られています。

大陰唇の厚みや小陰唇の大きさは個人差が大きく、どれが美しい、正しいと人から判断されるものではありません。**男性はポルノ映像などでたくさんの性器を見ているつもりでしょうが、そのなかには性器を整形手術している人も**います。小陰唇のビラビラを切って縮小させるものです。整形自体がいい悪いという話ではなく、それを基準として自分のパートナーを貶《おとし》める男性の態度が間違っています。ちなみに小陰唇縮小については、左右で大きさが違う、あるいは自転車に乗るときに痛みを感じるという理由で手術を受ける人もいますが、あくまで本人が気になれば、です。

図ではアンダーヘアを省いています。多い少ないは個人差がありますが**だいたいの女性は大陰唇から肛門近くまでヘアが生えています。**次の項目で脱毛をお勧めしますが「生えているからヘン」ということはありません。

神経の塊であるクリトリスは、包皮《ほうひ》のなかに隠れています。発生学的には女性のクリトリスは、男性の陰茎《いんけい》（ペニス）に当たります。性的に興奮すると充血して大きく

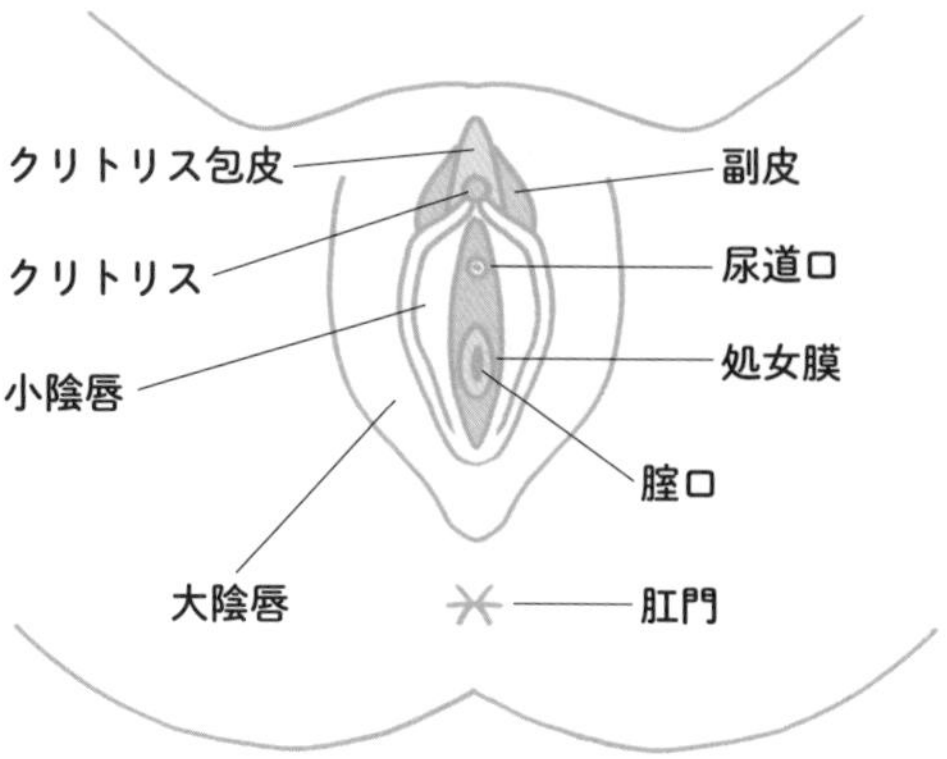

女性の外性器

膨らむなど、機能も似ています。クリトリスは大きくなると包皮から顔を出すことが多いですが、包皮の厚みやクリトリスのサイズにもよります。

膣口の下側と肛門のあいだの部分を会陰《えいん》といいます。出産のときにここをちょっと切る「会陰切開」のことは聞いたことがあるでしょう。赤ちゃんの頭が出てくるときに、会陰が肛門まで裂けるのを防ぐための施術です。

性器は誰にでもあって、でもひとりひとり違うもの。まずは手鏡をとおして対面することから、はじめませんか？　自分の身体の一部として受け入れてはじめて、たとえパートナーでも他人からどうこういわれる筋合いはないと思えるのではないでしょうか。

Q. アンダーヘア かゆみ 蒸れ

下着からヘアがはみ出るのって濃すぎですか？

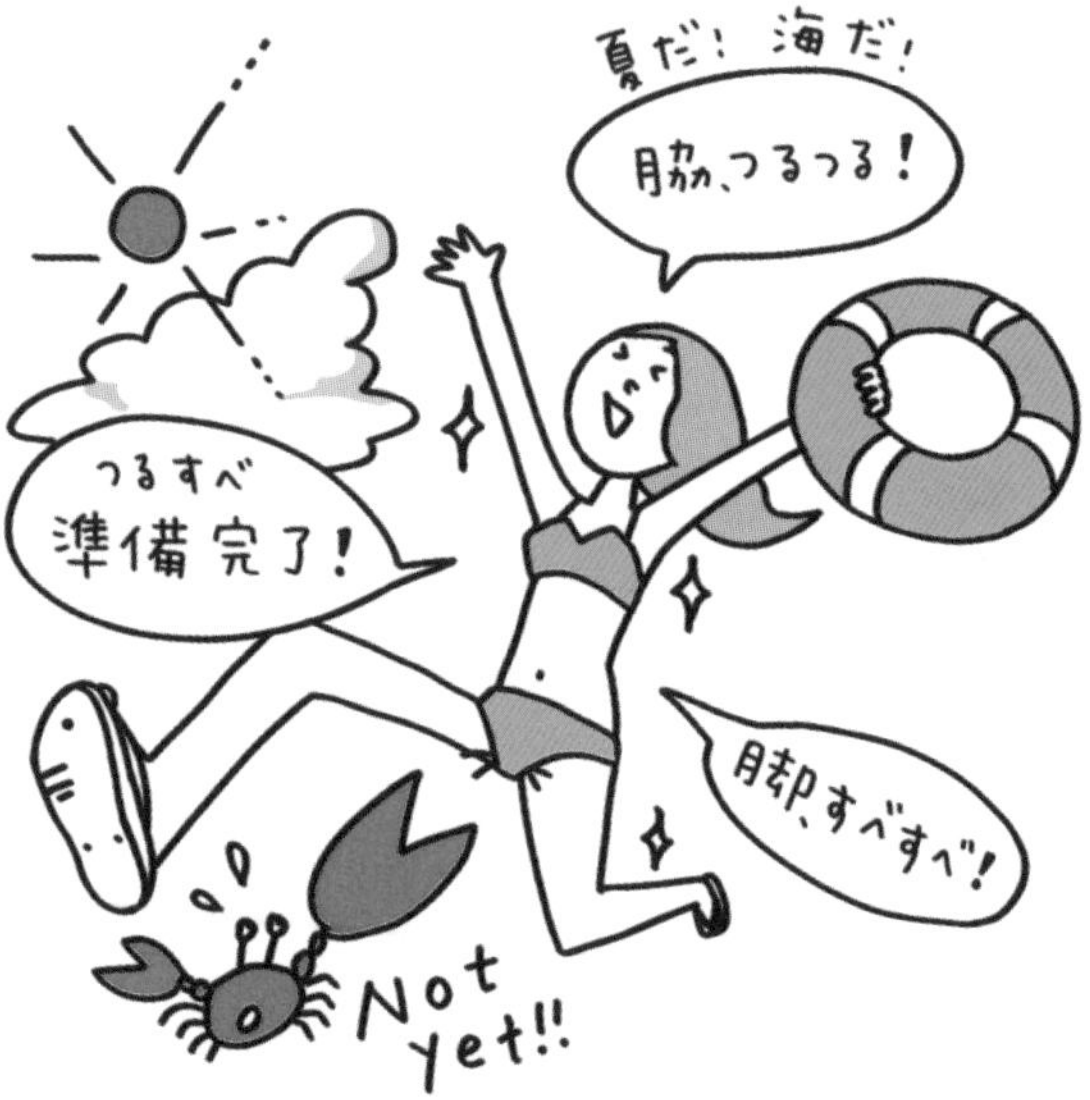
夏だ！ 海だ！
脇、つるつる！
つるすべ
準備完了！
脚、すべすべ！
Not yet!!

A.

個人差が大きいです。
気になる人には
脱毛がオススメ。

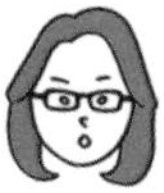

アンダーヘアの量、生えている範囲は
人それぞれです。

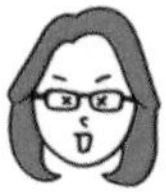

蒸れやかゆみ、におい…。
ヘアが不快感の原因になることも。

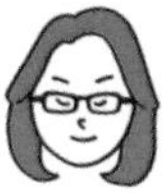

IラインOラインを脱毛すると快適！
ワックスやレーザーできれいになります。

アンダーヘア脱毛は一度すると快適すぎて元に戻れない

アンダーヘアは必要があって生えているという人がいます。私はいつも、おかしな話だなぁと思います。一般的に毛には保温の役割はありますが、脇の毛を脱毛する人に同じことをいう人はほとんどいません。毛が性器を守っているといいますが、本当にそうでしょうか？

女性の性器の悩みの代表的なものは、かゆみ、におい、蒸れです。かゆみ、においに関しては性感染症の疑いもありますが、そうでなくとも悩ましいものです。日本では仕事上、夏でもストッキングを着用する女性が少なくないですよね。下半身に着込めば着込むほど蒸れやすくなり、かゆみが出て、においも気になります。

毛量や生えている範囲は個人差が大きく、それ自体はいいも悪いもありません。けれど**不快感を解消したいなら、脱毛も一つの手段です。**毛が密集していると蒸れやすく、かゆみも発生します。毛には汚れが付着しやすいのです。排泄物や汗、生理の経血、おりもの、トイレットペーパーが残ることもあります。これもにおいの原因です。

かゆみ、におい、蒸れで悩んでクリニックを受診した女性に、私から「病気などが

セルフワックスセット

自宅でできるブラジリアンワックス脱毛。レンジや湯せんでワックスを溶かし、脱毛したい箇所に塗ってしばらく待ち、一気にはがす。200gと大容量で、アンダーヘアをさっぱり除去するには十分。
¥4,560/Ⓐ

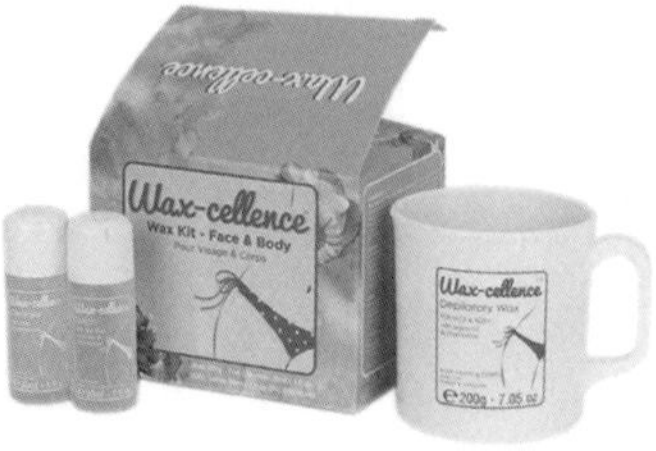

原因ではないから、ヘアをなくすだけでかなり解消されますよ」と脱毛を提案することはしょっちゅうあります。特に**Iライン（大陰唇）とOライン（肛門周り）をすっきりさせると、衛生面は飛躍的に改善される**でしょう。

シェーバーで剃《そ》るのは、粘膜がすぐそばにあるので注意が必要で、カミソリ負けも心配です。伸びてくるとチクチクし、かえって不快感が増すかもしれません。

現在は、ブラジリアンワックスの脱毛サロンが全国にあります。とろとろのワックスを塗布し、固まってから毛ごと一気にはがします。レーザー脱毛も人気ですね。どちらも多少の痛みはともないますが、**一度ヘアのない状態を体験すると快適すぎて戻れないという声が多い**です。

自然じゃないなどの意見は、たとえパートナーからいわれても無視して構いません。その人が快適さをもたらしてくれるわけではありませんから。

Q. デリケートゾーン かゆみ におい

ちゃんと洗っているのに、不快感がなくならない…？

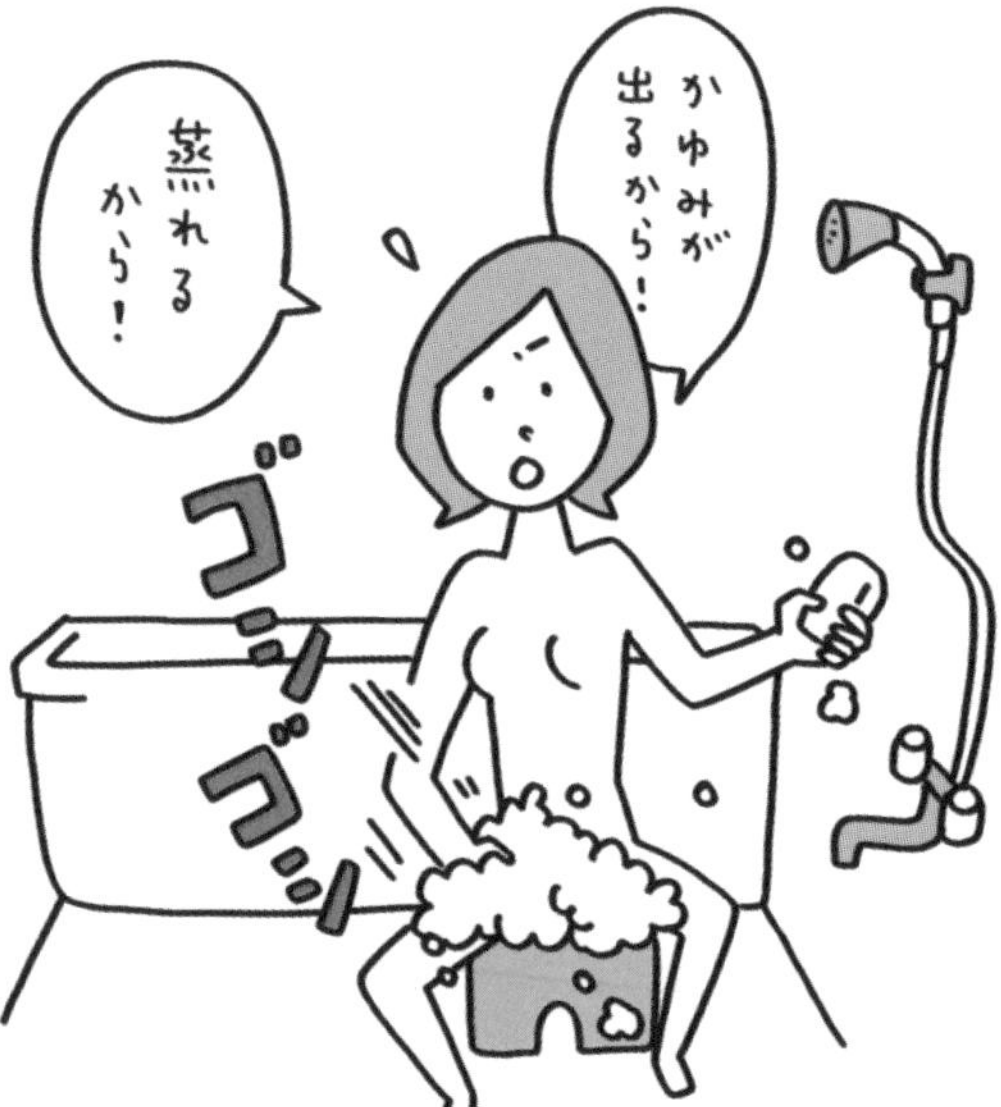

A.

刺激の強いソープだと、逆効果になることもあります。

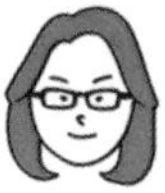

性器の洗い方を習ったことがある女性は意外に少ないです。

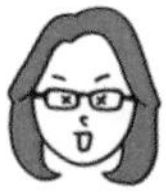

ボディソープで洗うと粘膜とpH《ペーハー》値が合わず、かゆみや不快感の原因に。

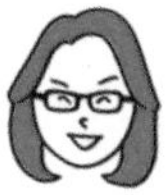

デリケートゾーン専用ソープを使い、洗ったあとは、保湿もしっかり！

性器は、目や鼻と同じ粘膜なので、ボディソープは適さない

女性のデリケートゾーンの悩みで多いのは、かゆみ、におい、蒸れだとすでにお話ししました。解消法のひとつとしてアンダーヘア脱毛をお勧めしましたが、洗って清潔にすることで解消しようと試みる人も少なくありません。それ自体は間違いではないのですが、**洗い方が正しくなければかえって不快感が増すこともある**ので要注意です。

そもそも、性器の洗い方を習ったことはありますか？　あるという人はごくわずかだと思います。日本では性器をタブー視しがちなので、親子間でも学校の性教育でもほとんど話題にのぼりません。初潮がはじまるころに、まずは自分の性を知り性器に触れる第一歩として、洗い方を教わる機会があるといいですよね。

わざわざ習わなくてもいいと思われるでしょうか。169ページで見たように女性器は複雑です。それでいて構造自体を目で見たり手で触れたりして確認したことのある女性が少数派というなかで、洗い方だけちゃんとマスターできているとは考えにくいです。知っているつもりでいるだけかもしれません。

まず、何で洗っているでしょう？　**シャワーでお湯をかけるだけでは、排泄物や経**

血、おりもの、汗といったタンパク質の汚れは落ちません。その点は顔や身体と同じです。身体を洗うのと同じボディソープを使っている人はいませんか？　花粉症の人などは目や鼻を洗浄するときがありますが、ボディソープでは洗いませんよね。口のなかをきれいにするときも同じです。それは目や鼻、口が粘膜だからです。小陰唇を開くとすぐ**粘膜が露出している性器も、肌を洗うためのソープは適していません。**

ボディソープで洗うと粘膜のpH《ペーハー》値が崩れます。pHとは酸性・アルカリ性の強さを示す数値で、性器の粘膜は肌表面よりも弱酸性に保たれています。ボディソープでそのバランスを崩し、なおかつ善玉である常在菌まで流してしまうと、ヒリヒリしたり、かゆみになったりします。ちゃんと洗ったつもりがかえって不快感を呼び寄せてしまうとなれば、皮肉な話です。

乾燥は不快感や黒ずみの原因にも。保湿ケアを

そこで、**デリケートゾーン専用のソープ**の出番です。pH値を崩さず、それでいてしっかりとした洗浄力で汚れを落とすものが市販されています。いまはドラッグストア

をのぞくと商品が複数並んでいることもあるので、数年前に比べユーザーが増えて商品数が増え、選択肢が広がったのだと感じます。

洗い方も重要です。ボディタオルなどは粘膜を傷つけることがあるので、手がいいでしょう。指先で大陰唇と小陰唇のあいだ、小陰唇の内側、クリトリスを包んでいる皮の内側までていねいに洗います。膣の中はソープで洗う必要はありません。最後はぬるま湯でソープを洗い流しましょう。タオルで拭くときもゴシゴシとせず、押し当てて水気を吸い取ればＯＫです。

入浴後は、保湿ケアもしましょう。洗顔後たいていの人は化粧水や乳液で保湿しますよね。それと同じことです。洗いっぱなしではかえって水分が奪われ、かゆみなどの不快感の原因となります。生理用紙ナプキンも乾燥の原因となりますし、乾燥によって肌に黒ずみが出やすくなることもわかっています。こちらもデリケートゾーン専用のアイテムがそろっています。

また、**セックスのあとは体液が残るのでデリケートゾーンに雑菌が繁殖しやすい状態になります。**膀胱炎の原因となることもあります。おしっこをし、シャワーを浴びて専用ソープで洗う習慣をつけましょう。身も心もさっぱりします。

洗う&保湿で快適に。デリケートゾーンケアアイテム

粘膜が露出した、文字どおりデリケートな場所だけに、専用アイテムを使う習慣をつけましょう。蒸れやかゆみ、においから解放されます。

洗う

YES インティメイト・フォーム ウォッシュ 無香料

ポンプを押すと、液体と泡の中間のようなフォームが出てくる。成分の84.9%がオーガニック成分で、低刺激。粘膜を守りつつ、においの元となるバクテリアなど汚れだけを除去して、やさしい洗い上がり。¥2,640/Ⓐ

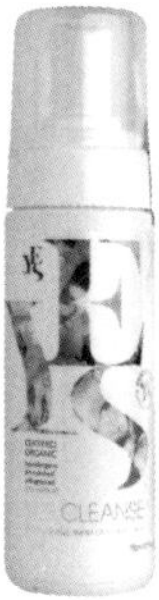

ピュビケア オーガニック フェミニン シフォン ソープ

ポンプを押すと出てくるきめ細やかな泡は弱酸性で、デリケートゾーンのpH値を崩さない。ココナッツ由来の洗浄成分は低刺激でやさしい洗い上がり。香りは「ローズ&イランイラン」など3種が用意されている。¥2,310/Ⓑ

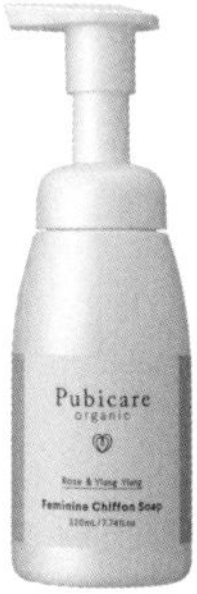

保湿

ユアサイド デリケート モイストボディミルク

下着や生理用品による刺激を受けやすくなっているデリケートゾーンを、やさしく保湿。バリア機能をサポートするスクワランを配合し、肌を健やかに保つ。全身の使用も可。¥3,520/Ⓐ

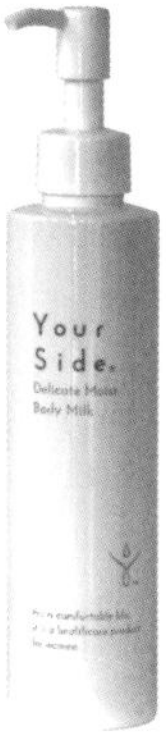

ピュビケア オーガニック フェミニン マッサージ ミルク

天然由来成分100%配合。マッサージするようにやさしくなじませると、ビタミン・ミネラルの豊富なハチミツエキスでしっとり保湿できる。肌の調子を整え、透明感ある肌に導くので、くすみが気になる人にも。¥2,530/Ⓑ

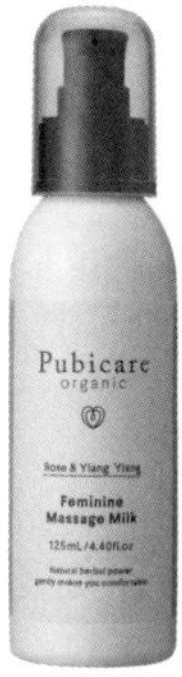

Q. 腟　尿もれ・尿失禁　骨盤底筋群

締まりが悪い…。腟トレをしたほうがいいんでしょうか？

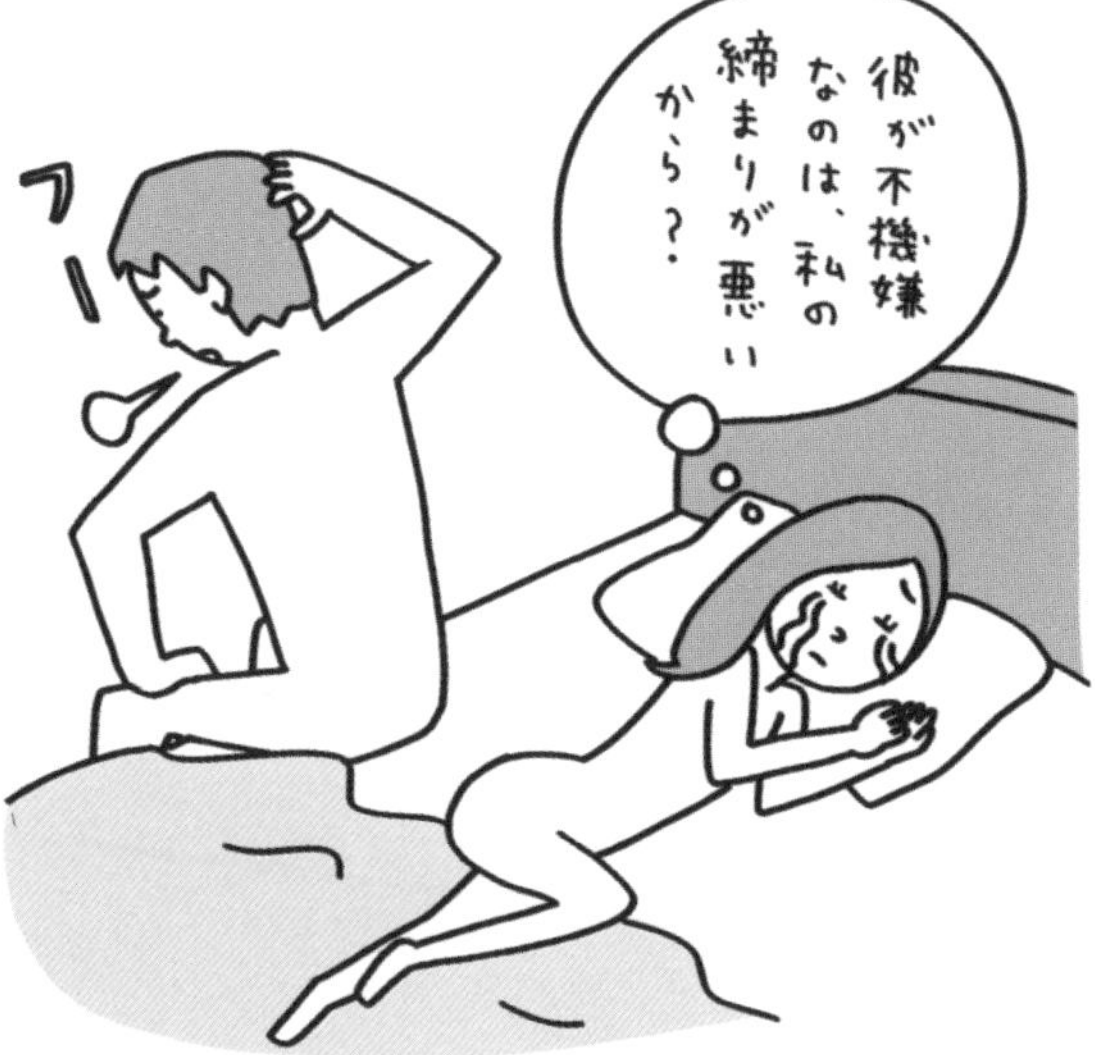
彼が不機嫌なのは、私の締まりが悪いから？

A.

膣トレは締まりのためではなく、健康のためにオススメ。

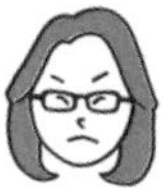

膣がゆるいというのは女性側より
男性の感覚の問題だと思われます。

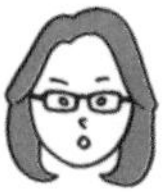

膣トレとは、膣ではなく
骨盤の底にある筋肉群を鍛えること。

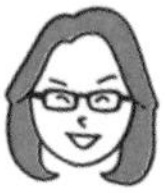

産後、更年期以降に多い、
尿もれ、尿失禁の改善に効果大。

「尿もれ」「尿失禁」には膣トレを

近年は、膣のケアが注目されています。これまでまったくお手入れをしていなかったところだけに、「トレーニングやケアをしなければなりません」といわれると焦る人もいるのではないでしょうか。しかしそれは、洗って清潔にして保湿さえしておけば、あとは特別なお手入れの必要がないから誰もしてこなかったのです。美容面はともかく、健康面で影響があるのなら医師たちがとっくに呼びかけているはずです。**健康にプラスになるものは、「膣トレ」といわれる骨盤底筋群のトレーニングぐらい**です。骨盤底筋群とは骨盤の底に張り巡らされたいくつかの筋肉の集合です。

セックスのときに男性器を締めることを目的としたものとして紹介されることが多いですが、「彼氏にゆるいといわれたので鍛えよう」という女性には、ちょっと待って、といいたいです。私はこれまで数えきれないほど内診し、生殖器におかしなところがないか確認してきましたが、そのときにゆるいと感じたことはほとんどありません。男性がそう感じるなら、原因は男性器、または男性の感覚、そして行為の内容にありそうです。膣トレでオーガズムに達しやすくなるともいわれているので、むしろ

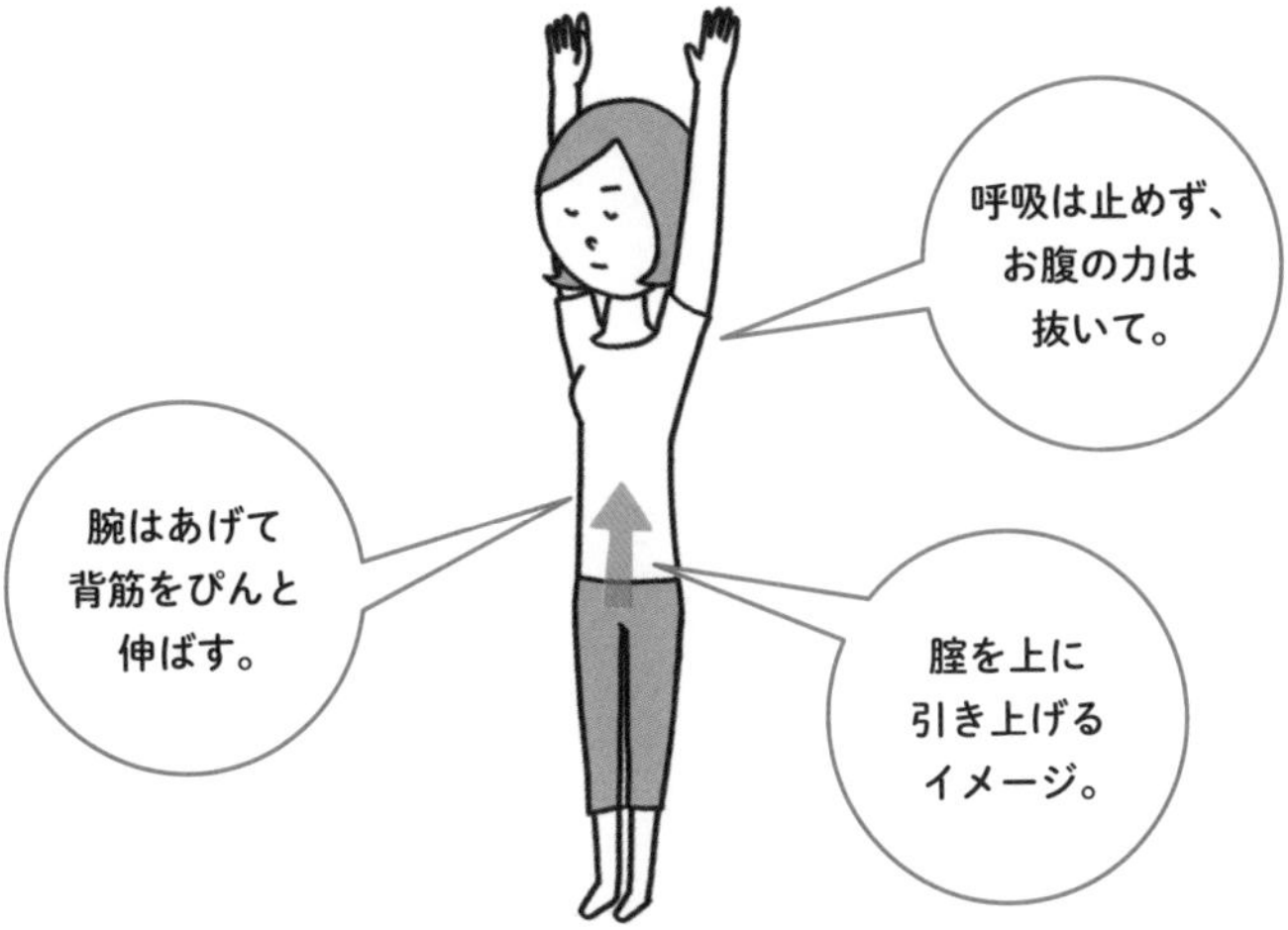
呼吸は止めず、
お腹の力は
抜いて。
腕はあげて
背筋をぴんと
伸ばす。
膣を上に
引き上げる
イメージ。

膣トレの基本的なやり方

楽しむためにトレーニングしてください。

それよりも**尿もれ、尿失禁を改善するというメリット**に注目してほしいです。年配女性の悩みだと思われるかもしれませんが、産後の女性にもよく見られます。

妊娠中は赤ちゃんの重みを骨盤底筋群が受け止めます。また赤ちゃんが産道を通るときにも、骨盤底筋群は伸びたり破損したりといったダメージを受けます。それによって、**産後に尿もれ、尿失禁で悩む女性はとても多い**のです。尿もれパッドが手放せないという人もいます。湯船に浸かって出るときに、膣に入ったお湯が出てきて困るというのもよく聞く話ですが、これも骨盤底筋群がゆるんでいるからだと思われます。

膣トレで「ダイエット」「女性ホルモンがアップ」はウソ

トレーニングというとハードな印象を受けるかもしれませんが、方法はとても簡単で、身体をリラックスさせて直立し、頭上から糸で引っ張られるようなイメージで背筋と両腕を伸ばし、骨盤と横隔膜を遠ざけ、膣を引き上げます。その状態で10秒ほどキープした後、力を抜きます。それを何度かくり返します。座る、横になる、いずれの姿勢でもできますし、空き時間などに意識して引き上げるのもいいですね。

「骨盤ベルト」を使うのもひとつの手段です。主に妊娠中の女性、出産後に身体がもとに戻ろうとする産褥期《さんじょくき》の女性に私は勧めています。胎児の重みがかかる骨盤底筋を支えることを目的としたものですが、尿もれ、尿失禁に悩む人にも使ってほしいです。

骨盤に専用ベルトを巻くことで、骨盤の後ろの壁にあたる〝仙骨《せんこう》〟が前方に押されます。仙骨の先には、しっぽの名残である俗に言う〝尾てい骨〟があり、骨盤底筋群のほとんどはここにつながっています。仙骨と一緒に尾てい骨が押されると、骨盤底筋群のひとつである恥骨直腸筋がぎゅっと縮みます。尿道や膣を囲む筋肉でもあるので、ここが縮むとベルトを着けている間は尿もれの心配がなくなるというものです。

フィジオマット 骨盤支持ベルト トニックタイプ

幅約5cmのベルトを、衣服の上から装着。太ももと骨盤のあいだに沿うようにして巻きつけ、恥骨の上あたりで固定する。血管を圧迫することなく骨盤を支え、骨盤底筋群を締められる。妊娠中や産褥期の女性のために幅が太いタイプも用意。¥9,350/©

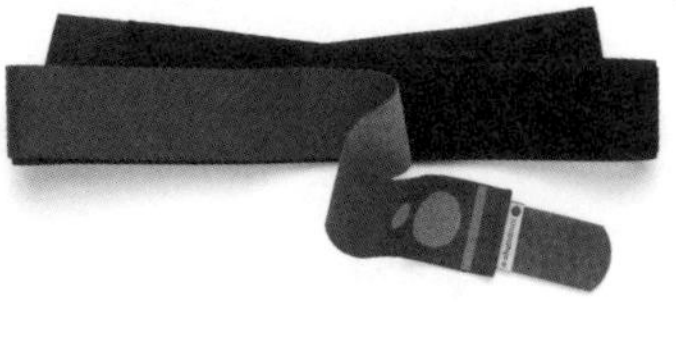

腟トレによって経血コントロール（32ページ）をマスターできるという説もありますが、経血を自在に排出すること自体が不可能なので、そのためにトレーニングするのはナンセンスです。また、**ダイエット効果や女性ホルモン活性化を謳うものも信じないでください。**ダイエットなら食生活に気をつけて運動をしたほうがいいですし、女性ホルモンが意志によって増減しないことは第2章でお話しました。

最近では腟の老化防止ケアとしてオイルなどを使ったマッサージが提案されていますが、**洗い流せないので腟粘膜にマッサージオイルはお勧めしません。**性器周辺も年齢にともない見た目が変化し、乾燥によるトラブルも出やすくなりますが、それはマッサージしているしていないにかかわらず、女性ホルモンの分泌が減るからです。婦人科でホルモン補充療法の相談をするか、専用のケアアイテムを使ったほうが衛生的で、効果も期待できます。

Q. セックス 性交痛 潤滑剤

セックスで痛い。気持ちよくなれないのは、私の問題？

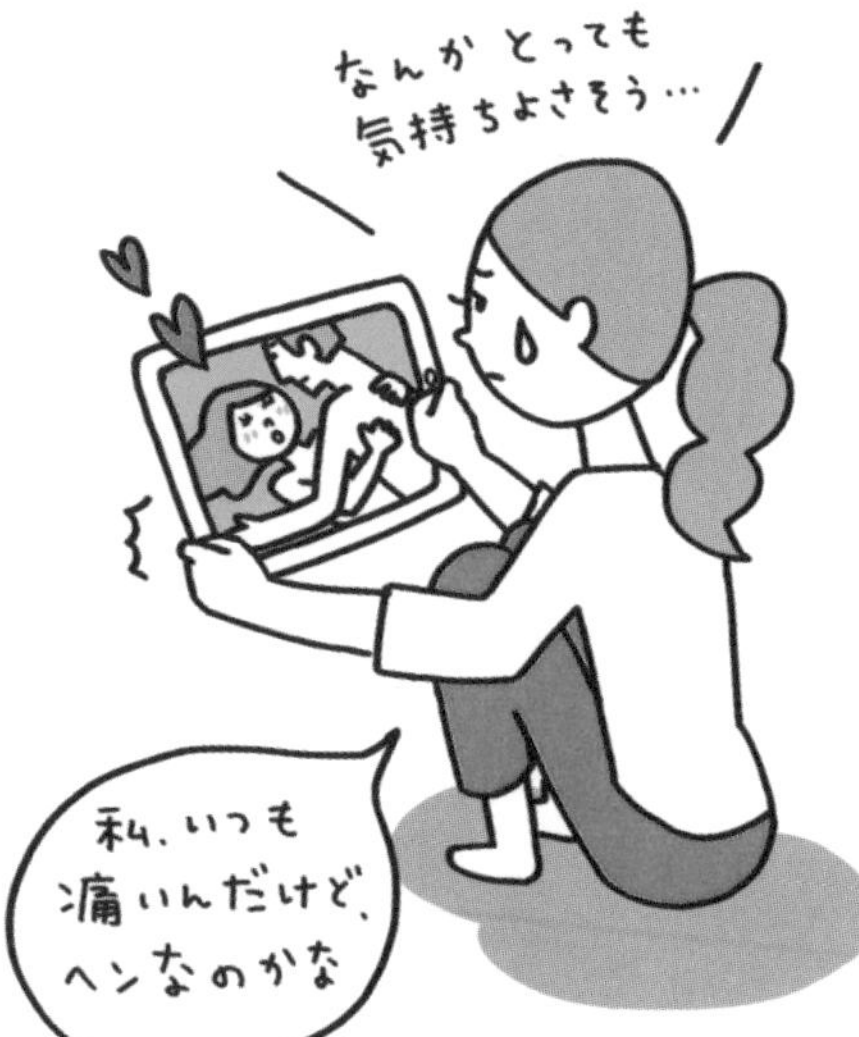
なんか とっても
気持ちよさそう…
私、いつも
痛いんだけど、
ヘンなのかな

A.

性交痛の原因には病気の可能性も。ひとりで悩まないで。

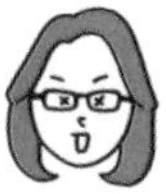

子宮内膜症の症状として
性交痛が出ることもあります。

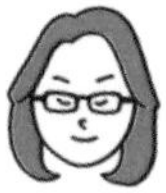

濡れなくなると、摩擦で痛みが出ます。
潤滑剤を取り入れてみましょう。

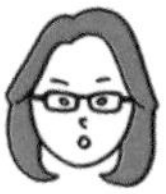

コミュニケーション不足も痛みの原因に。
相手の触れ方などに問題があることも。

「性交痛」は深刻な問題。病院で相談を

セックスは気持ちいいもの、というのはポルノ産業が作ったイメージで、それがなかった時代、その認識は女性たちのあいだで共有されていなかったと考えられます。痛い、まったく気持ちよくないとクリニックに相談にくる女性の多くが、「私がおかしいのでは」と悩んでいます。いまは女性もネットなどでAVを目にすることがありますから、そこに映し出されている女性と自分とのギャップに苦しむのですね。

それ以前に、**セックスで痛い――これを「性交痛」といいますが、これは深刻な問題**です。痛みは心にも影響しますし、どんなに好きでもずっと苦痛しか与えてこない相手のことを大切に思いつづけるのはむずかしいことです。

痛みの原因はいくつか考えられます。まずは、病気。**子宮内膜症があると子宮と卵巣、子宮と直腸などが癒着**します。セックスでそこを突くように刺激されると、下腹部に痛みが走ります。これが性交痛を婦人科で相談してほしい理由です。

次に、性的な刺激を受けても体液が分泌されず、挿入時、男性が腰を動かすことで摩擦が生じるため入り口、もしくは膣内が痛みを感じている可能性もあります。通常

は性的な刺激を受けると性器周辺の血流が増し、膣粘膜から体液が分泌されて潤います。膣内も充血して弾力が増すため、ペニスによる摩擦も受け止められ、快感へとつながっていくのです。**性的に興奮していなければ、濡れもしないし充血もしないので痛みが出やすく**なります。

興奮の有無以外にも濡れにくくなる理由はあって、ひとつは**加齢による乾燥。**更年期をすぎると性器周辺の毛細血管が細くなるので日ごろから乾燥の悩みが出てきます。結果、セックスのときも濡れにくく、また膣壁のコラーゲンが少なくなっていくに従い弾力も失われるので、摩擦による刺激がつらくなります。もっと若い世代の女性でも**水分不足で脱水状態に近い状態**になっているなどの理由でも体液は分泌されなくなります。誰にでも起きうることなのです。

潤滑剤を取り入れ、コミュニケーションを密に

この場合は、潤滑剤の使用をお勧めします。ローションといわれることも多いですが、なかには女性の膣内に使うには不適切な成分が入っているものも多く膣炎などト

ラブルの原因になることもあります。ここで紹介する商品を参考にしてください。

物理的にうるおいを足せばすべて解決するわけではありません。ふたりのあいだに適切なコミュニケーションがあってこそ、潤滑剤が呼び水となって体液が分泌され、性器の充血も起きて、気持ちのいいセックスが実現します。

むずかしいのは、**濡れないわけではない、けれども痛いという人が少なくない**ということです。多くの男性は「濡れている＝女性が性的に感じている証」と思っています。けれどそうとかぎらないことは、女性ならよくご存知でしょう。間違った認識をもとにハードな動きをされると苦痛しかありません。

性交痛を深刻なものにしているもののひとつが、コミュニケーション不足です。しかし女性が痛いと訴えても「たいしたことない」「そのうち気持ちよくなる」と聞く耳を持たず自分の欲求ばかりを優先させる男性もまだまだ多いです。AVで観るセックスが正解だと刷り込まれている男性が多いのが問題です。

最後に、女性もマスターベーションを通して「気持ちよくなる」感覚を身につけておくのも有効です。「セルフタッチング」という、セックスセラピーの手法です。

セックスで痛い思いをしたくない人のためのアイテム

性交痛の主な原因に、体液の分泌不足や乾燥があります。潤いを足すときは、女性の性器周辺に使えるよう成分配合されたものを使用しましょう。

ユアサイド
デリケートモイストジェル

さらさらと伸びがよく、体液に近い質感のジェル。乾燥ケアとして日常的に使えるだけでなく、潤いが足りなくて痛いときのサポートにも。香料・パラベン不使用で洗い流し不要。ワンプッシュで適量が出る。￥2,970/Ⓐ

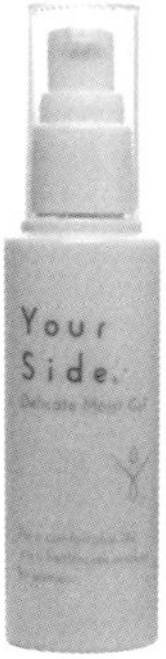

ビーディーエー オーガニック
オーガニックジェリーローションソフト y&g

ゆるいジェル状で、粘膜にすっとなじむ。抗菌、抗酸化作用、保湿にすぐれたグリーンティエキスほか、天然成分配合100%。水分保持力が高いオーガニックアロエベラ液汁を使用し、デリケートな粘膜を守る。￥2,640/Ⓓ

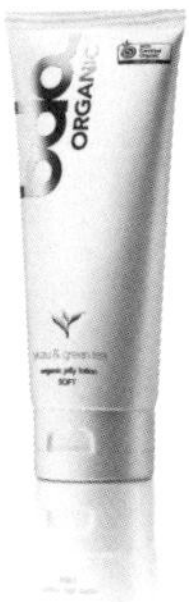

YES インティメイト・ウォーターローション WB アプリケーター

アロエをはじめとした植物由来の成分を配合し、肌を覆うようにやさしく守り膣を潤滑する。少しトロッとしたゆるいゼリーのような質感。5㎖入りのアプリケーターで注入、膣の奥に潤いを届ける。￥3,740/Ⓐ

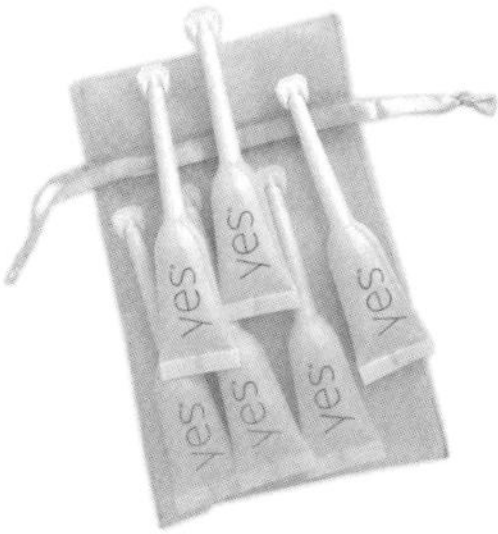

シルクィッドオーガニック
ピローセット

潤滑剤は成分や質感によって感じ方が異なるもの。体質やその日の気分によって選びたい。カナダの潤滑剤ブランドによる5種類の潤滑剤が小分けにされたセット。使い比べ、自分に合ったものを探そう。￥2,200/Ⓐ

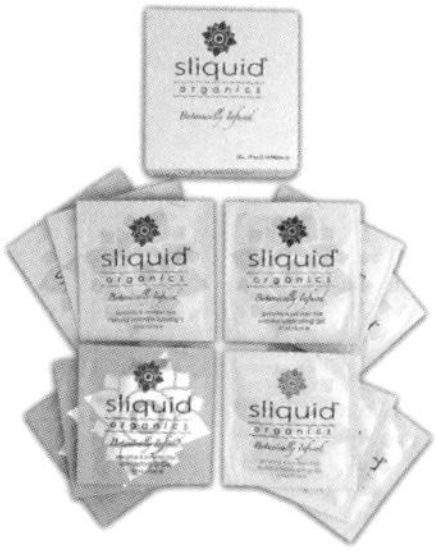

Q. おりもの　性感染症　腟カンジダ症

おりものって何？下着が汚れるし、いらないけど…。

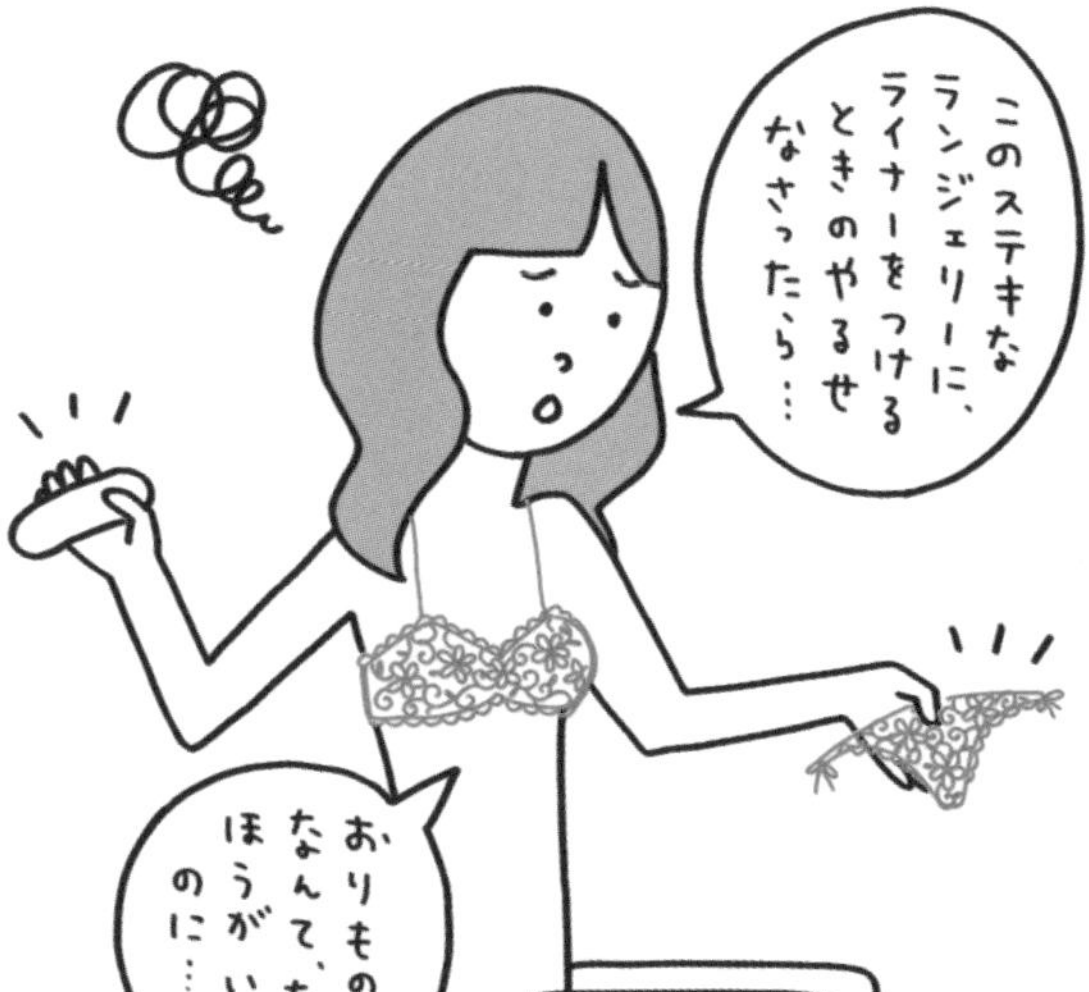
このステキなランジェリーに、ライナーをつけるときのやるせなさったら…
おりものなんて、ないほうがいいのに…

A.

膣内を清潔に保つための分泌液です。

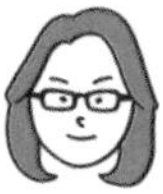

おりものには、細菌やウイルスなどが入ってくるのを防ぐ働きがあります。

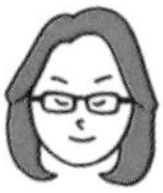

生理周期によって量が増えることも。甘酸っぱい、においがあるのが普通。

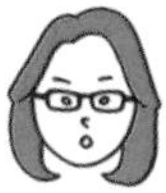

色やにおいに異変があったら性感染症などが疑われます。

健康のバロメーターなので、正常な状態を知っておく

生理で経血が出てくるのは仕方ないにしても、それ以外のときは何も出ないでほしい……。その気持ち、わかります。おりものが出ると、下着が汚れるし、においも気になりますよね。しかし、身体にとって必要だから出ているのです。

おりものとは、**子宮内膜や膣から出る分泌液で、細菌やウイルスなどが入ってくるのを防ぎ、膣内を清潔に保つ役割**があります。いらないものではないのですね。唾液が口のなかに細菌が入ってくるのを防ぎ、きれいに保つ働きをするのと似ています。ピルなどで排卵を止めても、おりものは分泌されます。

生理前になると量が増えたり、排卵日近くなると色が白くなって粘り気が出てきたりと、生理周期に合わせておりものも変化します。透明なものはまだしも、白くなると洗濯しても落ちにくくて困りますが、みなさん市販のおりものシートで対策されているようですね。私はおりもの対策として、布おりものシートを使用していました。コットン製なので下着と同じ感覚でつけていられるし、デリケートな肌、粘膜にストレスがかかりません。人によっては月の大半、使うことになるので自分が心地いいと

思うものを選んでください。布製でも紙製でも、2、3時間に一度は変えないとビシャビシャになってしまうのであれば、婦人科で相談しましょう。

においは、あるのが正常です。甘酸っぱい、やや鼻をつくようなにおいなら心配はいりません。とても気にされる方がいますが、自分が思うほどにはにおっていないものです。ただし、次のようなおりものの異常があれば、性感染症をはじめとするトラブルを心配したほうがいいでしょう。

・黄色、あるいは茶色っぽい……クラミジア感染症、淋病
・濁った白やクリーム色、細かいカスのようなものが出る……腟カンジダ症
・泡ができる、または血が混ざっている……腟トリコモナス症

これも目安にすぎませんので、自己判断はしないようにしてください。おりものは、生殖器が正常に機能していることを伝えてくれる、バロメーターのひとつです。急に量が増えたり、色や質感、においに異変があれば、婦人科を受診してください。そのためにも日ごろから、様子を目でチェックし、把握しておくといいですね。

Q. 梅毒 クラミジア感染症 HIV

性病になった！私も彼も、身に覚えがないのに…。

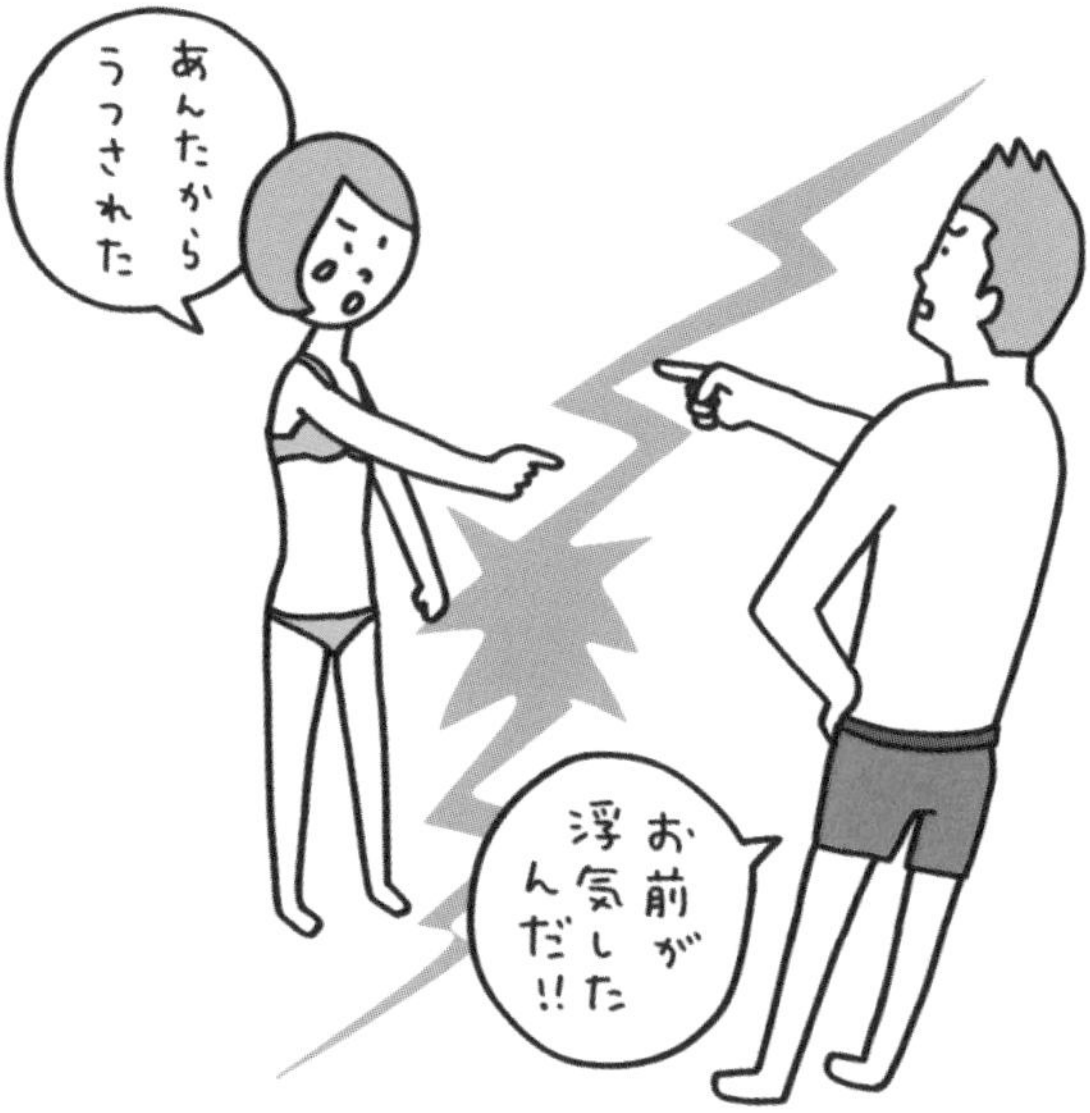

A.

感染源の特定がむずかしい病気も。まずふたりで治療を。

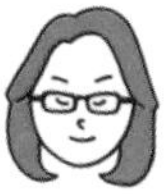

一度のセックスでも感染する可能性あり。とても身近な病気です。

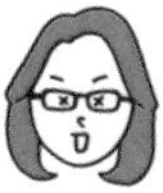

クラミジアなど、感染しても自覚症状がなく不妊の原因になる病気もあります。

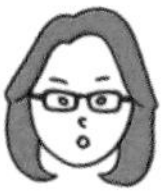

症状が男女で違う病気や、潜伏期間が長い病気では、特定がむずかしい。

性感染症はパートナーと同時に治療するのが大事

性感染症は感染がわかったらすぐに治療してほしいのですが、「恥ずかしいこと」「遊んでいる人がなる」というイメージがその妨げになっていると感じます。遊んでいるというのは不特定多数の人とセックスしているということでしょう。そこで、カップルの一方の感染がわかると「どちらが持ち込んだのか」とケンカの火種になります。

しかし**感染しても症状が出るとはかぎらず、男女によって症状の出方が違うこともあります。**たとえばクラミジア感染症では、男性は感染していても検査で陽性が出にくく、女性だけに陽性が出ることも多いのです。そうすると「お前が浮気したんだろう」と女性が責められます。検査では「どちらが先に感染したか」はわかりません。

こうなると犯人探しは無理です。どちらか片方に陽性反応が出たら、ふたりとも感染しているものとして、そろって治療を受けてください。感染したのがバレたくないという理由から、ひとりでこっそり治療したとします。でもその段階でパートナーがすでに感染しているかもしれませんから、今度はパートナーから病気をもらってしまいます。お互いに治ってはうつし、うつしては治すことを**「ピンポン感染」**といいますが、同時に治療することでこの事態は避けられます。

性感染症は、これまでセックスした相手が1人でも回数が1回でも、かかる可能性があります。昔の病気と思われがちですが、たとえば梅毒は近年、国内での感染者が増加していて年間報告数が5000例を超えています。遠い世界の病気ではありません。

男女ともに将来の不妊、早産、流産、母子感染につながる感染症もあるので、予防が必須です。方法としてはコンドームが一番ですが、すべてを防げるわけではなく、梅毒は性器周辺の、本人も気づいていないほど小さなキズからも感染します。

自覚症状のないまま10年以上潜伏するHIV

日本で**もっとも多いのはクラミジア感染症で、わかっているだけでも年間3万人前後が感染**しています。男女ともに自覚症状がなく感染に気づきにくいというのも、感染者数が多い原因でしょう。感染した状態が長くつづくと、卵巣や卵管が癒着を起こします。不妊治療に来て卵管が詰まっていると、おそらく本人もいつかかったのかわからないクラミジアが原因だろう……と推測するしかありません。

また潜伏期間も病気によってまちまちです。淋病は最大7日ほどと短いのですが、数週間潜伏している病気もありますし、HIVは自覚症状のないまま長い場合は10年以上潜伏します。前のパートナーからうつされてそのまま気づかずに別れ、そして次のパートナーと出会い……あとの展開はもうおわかりですね。

もちろん、どちらが病気を持ち込んだのかが明らかなこともあるでしょう。そうだとしても、その後どうするかはそろって治療したあとで決めてください。

なお、よく勘違いされるのですが、**腟カンジダ症は性感染症ではありません。**腟にはカンジダというカビの一種が常に存在しています。常在菌といわれるものですね。体力が低下したり抗生剤を飲んだりすると、症状が現れやすくなります。つまり、セックス経験が一度もなくとも発症の可能性があるということです。外性器の強いかゆみや、クリーム色のにごったおりもの、またおりものがカスのように固まるなどの症状があります。こうなると病院で診てもらい、治療を受けるしかありません。

ただし、強いかゆみの原因が腟カンジダ症である可能性はだいたい半分以下です。残り半分は、蒸れ、おりもの、かぶれなどが原因。この場合の不快感は通常のケアで解消できます。

女性は主に産婦人科、男性は主に泌尿器科で治療。症状が出にくいものや、一度症状が出ても治まるものもあるので、定期的な検査が必須です。一番の予防はコンドーム。ただ、それでも防げない病気もあります。

①クラミジア感染症

主にキス、セックスによって病原菌に感染。男性は軽い排尿痛、女性はおりものの増加など自覚症状に乏しく、感染に気づきにくい。感染人口が多く、不妊の原因になりやすい。

②淋病

男性の症状は、排尿時に激しい痛みが出るなど。女性は膣炎や頸管炎を発症することもあるが、無症状の場合が多く、感染に気づかないことも。オーラルセックスで喉にも感染する。

③膣トリコモナス症

原虫という微生物に感染することで起きる病気。女性はおりものの色が黄色くにごったり、細かい泡が混ざったり、においが強くなったりする。外性器にかゆみが出ることもある。

④尖圭《せんけい》コンジローマ

ヒトパピローマウイルスが原因。子宮頸がんの原因となるのとは違う型。性器周辺に薄いピンクから褐色のイボが出る。放っておくと妊娠したときに、母子感染することも。

⑤梅毒

現在、流行中。病原体が粘膜や皮膚の小さな傷から入り込み、血流に乗って全身に広がる。最初に症状が出るのは感染して約3週間後。痛みのない小さなしこりができる。

⑥HIV

ヒト免疫不全ウイルスによって感染。長い場合は10年も無症状で潜伏するが、放っておくといつかエイズを発症する。治療で発症を抑えられるので、定期的な検診で早期発見を。

⑦性器ヘルペス

皮膚や粘膜などにある小さな傷から感染。女性が初めて感染したときは、強い排尿痛、性器の水ぶくれやただれ、リンパ節の腫れといった症状が出る。治療しても、再発しやすい。

⑧ケジラミ

吸血性昆虫のケジラミに感染。性交渉のほかタオルの共有などで感染することも。男女ともに激しいかゆみが出る。専用のシャンプーやパウダーを使って、ケジラミを除去する。

主な性感染症

おわりに

女性の健康について講演する時、いつもはじめに出題するクイズがあります。

「この100年くらいで先進国の女性には、女性特有の病気が増えました。子宮内膜症、卵巣がん、子宮体がんなどです。それはなぜでしょう？」

①エアコンが普及し、夏でも身体が冷えるようになったから

②石油から作られた生理用ナプキンが普及し、有害物質が子宮に取り込まれたから

③食品添加物が広く使われるようになり、子宮や卵巣に蓄積したから

④これらのいずれでもない

この本を読まれた皆さんなら、もうおわかりですね。①から③のような「現代人の身体が危ない！」といった言説は誰でも一度は聞いたことがあると思いますが、実際のところ、女性の健康にはほとんど影響はありません。

答えは④です。具体的には、**この100年で女性の身体の環境を大きく変えたもの**

は、出生率の低下、出産開始年齢の高齢化、です。昔の女性は15歳くらいで初潮が来たら結婚して、子どもをたくさん産んでいましたが、現代では栄養状態が良くなって初潮が早まり、子どもを産む人数も少なくなりました。そのため、生理の回数が昔の女性に比べて何倍も増えたということを、本編でも書きました。

多くの方が、生理があるのは「女性の証」「健康の証」だと思っておられたことでしょう。もちろん、ホルモン治療もしていないのに生理がちゃんと来なかったらそれは健康とはいえませんが、とにかく**「自然にしていれば健康」という認識は残念ながら正確ではありません。**多くの女性が生理痛や生理前の不調、更年期障害を「女の宿命」として受け入れ、振り回されていることと思います。

でも実はもっとラクで健康になれる治療法がたくさんあります。健康保険も適用されサプリや健康グッズよりも経済的負担も少ないのに、このことはあまり知られていません。保健体育で生理のことを教わって以来、女性の身体についてアップデートする機会がなかったと思いますが、実際には、医療や医学は日進月歩なのです。

ピルひとつ取っても昔は毎月生理が来るタイプのものばかりでしたが、今は生理をなるべくたまにしか起こさないタイプのものが主流になりつつあります。

人生100年時代、**生理やホルモンに振り回されるのが「女の宿命」と思わずに、こちらからコントロールしてやりましょう。**私を含め、産婦人科の女性医師たちはすでにそうしている人が多いです。災害に遭って避難所に行くことになっても生理の心配は少ないし、コロナウイルスが蔓延して、生理用ナプキンが売り切れても慌てることはありません。（もちろん、正しい情報をわかった上で、振り回されることを選ぶならそれもOKです！）

「はじめに」でも書いた、「リプロダクティブヘルス・ライツ」という考え方。ピンと来ていただけましたでしょうか。女性器もセックスも、すべて自分の身体のこと。**自分の身体を見たり触れたり管理することを後ろめたく思わず、快楽を追求してください。生理や、妊娠や出産など、自分の身体のことは自分で決めてください。**

読者の方々にそう思ってほしくて私はこの本を書きました

本書が、令和の時代を、「健康都市伝説」に惑わされず快適に生きていくための、一助となれば幸いです。

二〇二〇年七月

宋 美玄

参考資料

＊1「働く女性の健康増進白書2018年」
https://byl.bayer.co.jp/html/pdf/collaboration/20180125.pdf

＊2 日本産科婦人科学会
http://www.jsog.or.jp/modules/diseases/index.php?content_id=13

＊3 FDA 2013年2月15日 安全情報

＊4 日本内分泌学会
http://www.j-endo.jp/modules/patient/index.php?content_id=76

＊5 日本産科婦人科学会
http://www.jsog.or.jp/modules/diseases/index.php?content_id=14#

＊6 厚生労働省 性感染症報告数
https://www.mhlw.go.jp/topics/2005/04/tp0411-1.html

＊7 厚生労働省 人口動態統計月報年計（概数）（2019年）
https://www.mhlw.go.jp/toukei/saikin/hw/jinkou/geppo/nengai19/dl/h3-4.pdf

＊8 日本生殖医学会 http://www.jsrm.or.jp/public/funinsho_qa18.html

＊9 Maternal-Fetal Medicine : Principles and Practice. Creasy and Resnik's, eds. W.B. Saunders. Philadelphia. PA. 1994:71. Reproduced with permission.

＊10 Definition of the problem: The evolution of human reproduction Short RV. Proc. R. Soc. Lond. B. Biol. Sci. 195 (1118)3-24, 1976

＊11 子宮内膜症ステーション http://www.jecie.jp/faq/

＊12 日本産科婦人科学会
http://www.jsog.or.jp/modules/diseases/index.php?content_id=8

＊13 日本産科婦人科学会
http://www.jsog.or.jp/uploads/files/jsogpolicy/HPV_Part1.pdf

商品問い合せ先

Ⓐ ラブピースクラブ http://www.lovepiececlub.com/shop/

Ⓑ ピュビケア https://www.pubicare-organics.jp/

Ⓒ エムシーピー https://medicalcraftpro.shop-pro.jp/

Ⓓ ビーディーエーオーガニック https://www.bdaorganic.jp/

女体大全 INDEX

記載しているページはそれが紹介されている項目の冒頭ページになります。

宋 美玄 そん・みひょん

産婦人科専門医・医学博士・FMF認定超音波医。

1976年、兵庫県神戸市生まれ。

大阪大学医学部医学科卒業後、大阪大学医学部附属病院、
りんくう総合医療センターなどを経て川崎医科大学講師就任。

2009年、ロンドンのThe Fetal Medicine Foundationへ留学。

胎児超音波の研鑽を積み、2015年川崎医科大学医学研究科博士課程卒業。

2017年、東京・丸の内に「丸の内の森レディースクリニック」を開業。

女性医療の現場に従事する傍ら、テレビ、インターネット、雑誌、書籍などで情報発信を行う。

シリーズ80万部突破のベストセラー「女医が教える 本当に気持ちのいいセックス」シリーズ
(ブックマン社刊)ほか、「新装版　産婦人科医ママの妊娠・出産パーフェクトBOOK」(内外出版社刊)、

「セックス難民〜ピュアな人しかできない時代〜」(小学館新書)など、著書多数。

婦人科医の視点での社会問題の解決や、ヘルスリテラシーの向上にも取り組んでいる。

医者が教える 女体大全

オトナ女子の不調に効く! 自分のカラダの「取扱説明書」

2020年8月19日　第1刷発行

著　　者　宋美玄

発 行 所　ダイヤモンド社
〒150-8409
東京都渋谷区神宮前6-12-17
https://www.diamond.co.jp/
電話　03-5778-7233(編集)
03-5778-7240(販売)

ブックデザイン　寄藤文平+古屋郁美(文平銀座)
イ ラ ス ト　伊藤美樹
校　　正　NA Lab.
D　T　P　エヴリ・シンク
製 作 進 行　ダイヤモンド・グラフィック社
印刷/製本　勇進印刷
編 集 協 力　三浦ゆえ
編 集 担 当　井上敬子